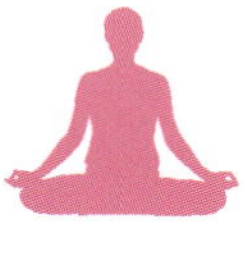

妊娠体質になる！

子宝ヨガ

スタジオヨガマ
西川尚美

医学監修
小田原靖 ファティリティクリニック東京 院長・医学博士

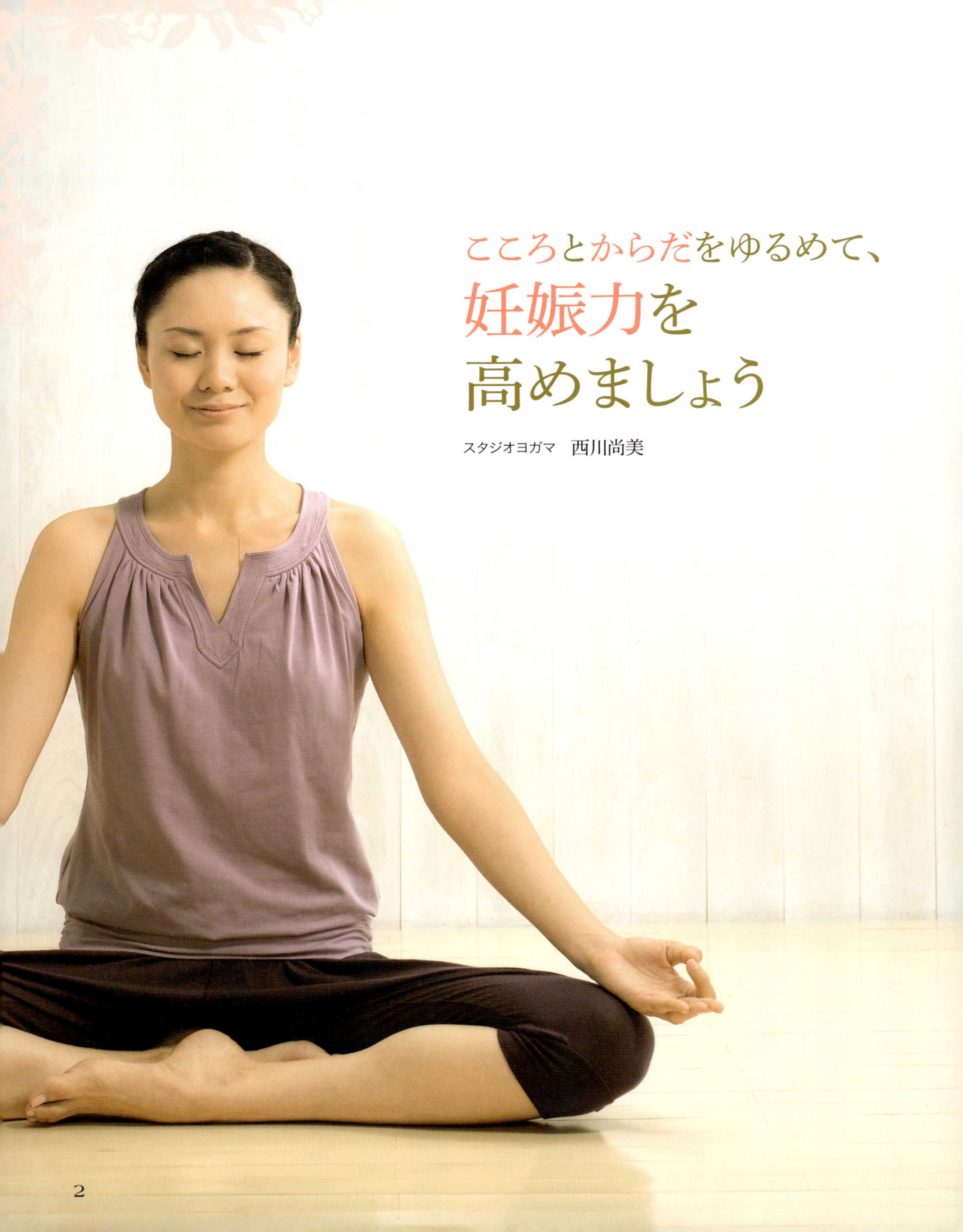

こころとからだをゆるめて、妊娠力を高めましょう

スタジオヨガマ　西川尚美

妊娠力を高める子宝ヨガのプログラムをつくることを決意

私がヨガに出会ったのは、皆さんと同じく“赤ちゃんが欲しい”と思ったのがきっかけでした。当時、夫の仕事の関係でアメリカの西海岸に住んでいたのですが、偶然、ヨガが妊娠に有効という記事を見つけてスタジオに通い始めました。しかし、現地の先生たちは、具体的にどんなポーズが妊娠によいか、ということまでは明確にしていなかったようです。

帰国後、私はヨガと英会話の指導者の資格を取得し、両方の仕事を始めました。現在、子宝ヨガ普及のために一緒に仕事をしているyoga-maマネージャーとは、このとき、運命的に出会いました。親しく話をするようになると、彼女は私と同じように、妊娠力をアップするヨガ＝子宝ヨガの普及を考えていたことがわかりました。当時、欧米ではヨガが不妊に有効ということは広く知られていましたが、日本はそうではありませんでした。美やダイエットを目的としたヨガやマタニティヨガ、産後ヨガなどは行われていましたが、不妊や子宝を目的としたヨガはほとんどなかったのです。

そこで、私自身が子宝ヨガのプログラムをつくることになったのです。

子宝ヨガのキーは、リラックスしようとするこころの準備

妊娠のためには妊娠のためのヨガがあります。

具体的には、副交感神経を優位にして骨盤内に気をまわし、腎を養うこと。そして、何よりも「リラックスする」ことが大切です。なぜなら、生殖活動にかかわるすべての臓器は、副交感神経が優位でないと正常に働かないからです。ホルモン分泌も同じで、ひとつが調子悪いとすべてに影響します。さらに、細胞も生まれ変わらず、免疫力にも影響が出ることも。

このように副交感神経を優位にし、リラックスすることが大切なのですが、これが女性には思いのほかむずかしいのです。特に、何事にも一生懸命で、きまじめな女性には、できそうでできないことなのです。

そんな、繊細な心を持つ日本人には、からだを伸ばしたという実感があって血液の流れをよくするポーズと、リラックスできるリストラティブヨガを組み合わせることが有効です。さらに、こころのケアも加えて……。

これが私の考えた子宝ヨガです。

この方法で、私の最初の生徒でもあるyoga-maマネージャーは、見事に子宝に恵まれました。肝心なのは「リラックスしよう」とするこころの準備なのです。

赤ちゃんをイメージしながら、気負わずゆっくり始めましょう

赤ちゃんを迎えるためには、安定したこころのサポートが非常に大切です。特に不妊治療を始めると、毎日、毎時間が妊娠を待つ時間になるからです。よい卵をつくれるようにリラックスした呼吸をし、自分を信じて、未来の赤ちゃんを待つようにしませんか。

クラスに参加した方々は、こちらの不安をよそに、すぐに子宝ヨガになじんでいきます。おそらく、実際に体験してみて、いかにリラックスが必要だったか、そして、いかに子宝ヨガが心地よいかを実感するのでしょう。

ゆるめること。信じること。リラックスすること。ゴールを忘れないこと。ゆったりと呼吸すること。

きっと、あなたもあなたのベストタイミングで子宝に恵まれるはずです。

多くの女性に赤ちゃんが訪れますように――。

『子宝ヨガ』 CONTENTS

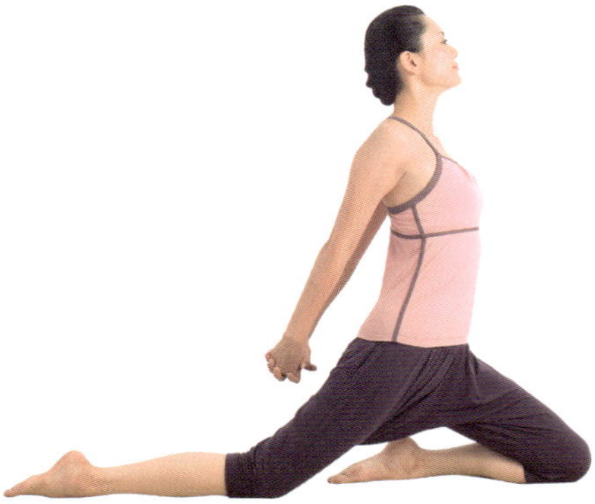

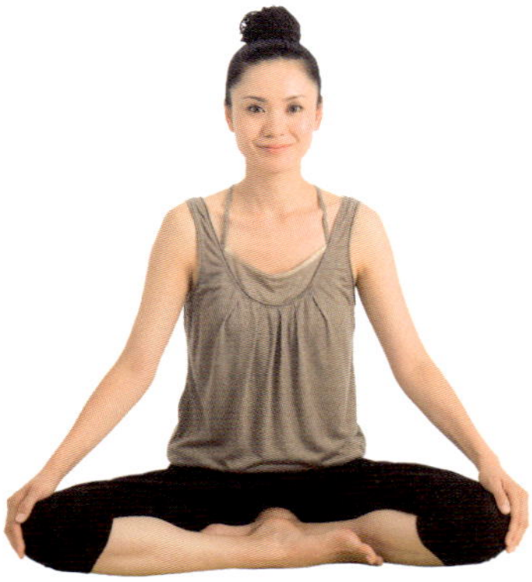

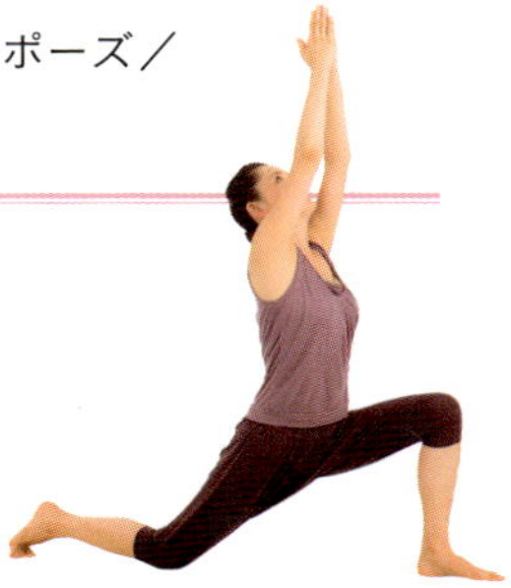

赤ちゃんを授かりにくいのはなぜ?

子どもをつくろうと思ったらなかなか授からない、特に気になることはないのに妊娠できない……。
実はその原因、毎日の生活の中に潜んでいるかもしれません。

ストレスや不規則な生活は妊娠を妨げる大きな要因に

特に思い当たることがないのに、妊娠しない——。その原因は、ふだんの生活の中に潜んでいる可能性があります。たとえば過剰なストレスや不規則な食生活、遅い時間までの残業……。
「えっ、そんなことが？」と思う人も多いかもしれませんが、このようなライフスタイルは妊娠を遠ざける要因になることがあるのです。特に30代以降だと、確実にからだに負担がかかっています。

赤ちゃんを本気で望むなら、まずは毎日の生活を見直すことから始めましょう。

年齢が深くかかわる妊娠力。30歳を過ぎたら生活環境を整えて

妊娠力には、年齢が深くかかわっています。卵巣や子宮は、初潮を迎える10代前半から40代の半ばくらいまで順調に活動するといわれていますが、一般的に38～45歳くらいになると、卵巣や卵子の加齢などにより、妊娠しづらくなります。

30歳は妊娠力のターニングポイント。30歳を過ぎたら、いつかやってくる妊娠を受け身で待ち続けるのではなく、積極的・意識的に妊娠しやすい環境を整えるようにしましょう。毎日を明るい気持ちで、前向きに過ごすことも大切です。

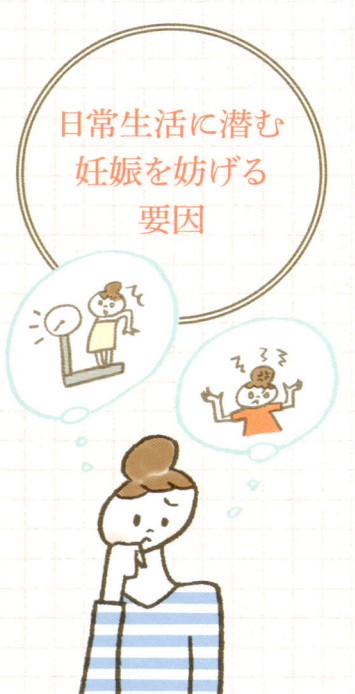

日常生活に潜む妊娠を妨げる要因

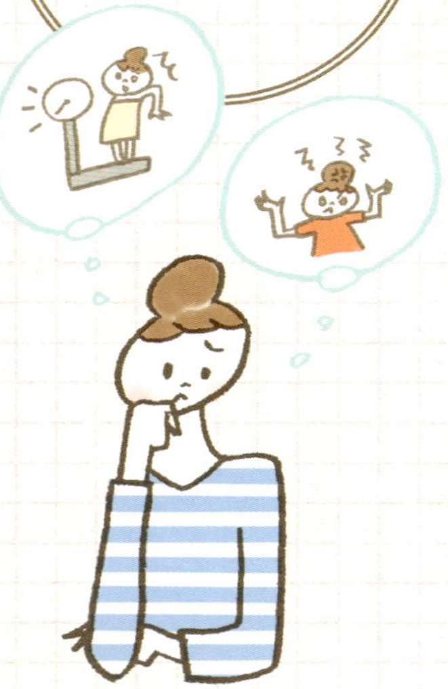

不規則な生活

遅い時間まで起きている夜型の生活は、ホルモンのバランスを崩す原因に。太陽の光を浴びて1日をスタートできるよう、朝型生活に切り替えましょう。

ストレス過多

過剰にストレスがかかると脳からの指令が出にくくなり、月経周期不順や排卵障害を起こしがち。趣味やスポーツなどでストレスを解消するようにしましょう。

運動不足

運動不足は骨盤内の血流を滞らせる原因に。家事を積極的に行う、エレベーターをやめて階段を使う、ひと駅分は歩くなど、からだを動かす習慣をつけましょう。

栄養不足

エネルギーはとっていても、栄養バランスが悪いと、冷えや貧血などの原因になります。ふだんから、いろいろな食材を食べるように心がけましょう。

からだに負担のかかる服装

きつ過ぎるジーンズやガードルは子宮や卵巣を圧迫し、血流を妨げます。また、薄着は冷えの原因に。からだを締めつけず、あたたかさを保てる服装を心がけて。

太り過ぎ、やせ過ぎ

やせ過ぎや太り過ぎはホルモンの分泌を乱し、月経や排卵のトラブルを引き起こす原因に。適正体重からかけ離れないように注意しましょう。

*適正体重の目安は、41ページをご覧ください。

過剰なストレスがホルモンのバランスを崩す

ふだんの生活の中で、もっとも気をつけたいのがストレスと冷えです。特にストレスは、男女ともに注意が必要です。

女性の月経や排卵などは、脳にある視床下部の指令によって起こりますが、この視床下部はストレスを受けやすい場所。そのため、過剰にストレスがかかると、月経や排卵を司るホルモンの分泌がうまくできなくなり、月経不順や排卵障害などの原因になることがあるのです。

男性の場合は、ストレスの影響から、精子の形成に必要なホルモンが分泌されにくくなるといった症状が起こることも。また、性欲がわかないなどの性行為障害などにつながる場合もあります。

女性ホルモンの働き

女性の月経や排卵は、各ホルモンが指令を出すことによって起こります。

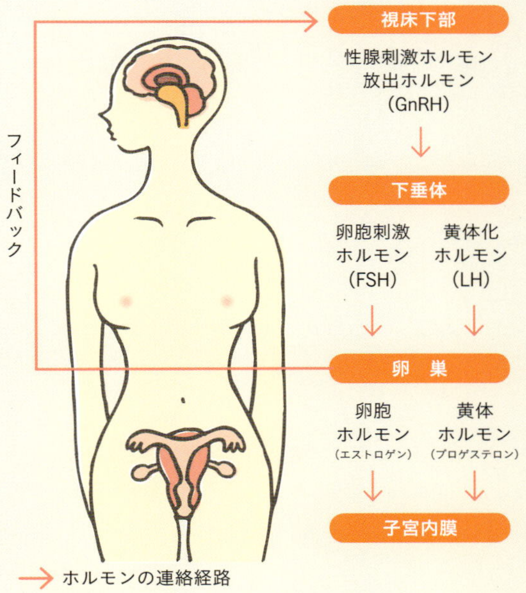

1 月経期に、脳にある視床下部からホルモンの分泌をコントロールする**性腺刺激ホルモン放出ホルモン(GnRH)**が分泌される。

2 性腺刺激ホルモン放出ホルモンの刺激を受けて下垂体から**卵胞刺激ホルモン(FSH)**が分泌され、卵巣で卵子を包んだ原始卵胞が成長を始める。

3 卵胞が大きく成長すると、今度は卵巣からエストロゲンと呼ばれる**卵胞ホルモン**が分泌され、子宮に内膜を厚くする指令を出す。

4 卵胞が排卵できる状態に成熟すると、視床下部に連絡がいき、下垂体に**黄体化ホルモン(LH)**を分泌するように指令を出す。排卵が起こる。

5 排卵後、卵巣はプロゲステロンという**黄体ホルモン**と卵胞ホルモンを分泌し、受精卵が着床しやすいように子宮内膜をふかふかに整える。

妊娠にかかわるおもなホルモンの種類とその働き

1 性腺刺激ホルモン放出ホルモン(GnRH)	卵胞刺激ホルモン(FSH)や黄体化ホルモン(LH)の分泌をコントロールする。
2 卵胞刺激ホルモン(FSH)	卵胞の成熟を促す。
3 卵胞ホルモン(エストロゲン)	子宮内膜を厚くする。
4 黄体化ホルモン(LH)	排卵を促す。
5 黄体ホルモン(プロゲステロン)	受精卵が着床しやすいように子宮内膜を整える。

骨盤内の血流が滞ると排卵や着床が困難に

一方の冷えは、妊娠が困難な女性によくみられる症状です。

からだが冷えると血管が収縮するため、血液がからだのすみずみまで行き渡らなくなります。当然、骨盤内の血のめぐりも悪くなり、卵巣や子宮の働きが低下することに。その結果、卵子の発育や子宮内膜の成熟に影響を及ぼすことも珍しくありません。また、ホルモンは血液にのって運ばれますが、血のめぐりが悪くなると子宮や卵巣にホルモンが届かなくなり、ホルモンのバランスを崩すことも。

男性の場合は、精巣内の血流が滞ることで、精子の形成に影響が出ることもあります。

1日20分の子宝ヨガで妊娠力をしっかり高める

このように、ストレスや冷えは、妊娠を妨げる大きな要因になります。

赤ちゃんが欲しいと思ったら、毎日の生活を見直し、ストレスや冷えからからだを守るようにしましょう。

そんなときに役立つのが、これから紹介する「子宝ヨガ」です。毎日続けることで、誰でも妊娠力アップが期待できます。

今日からさっそく始めてみましょう。

ストレスが影響する不妊の原因

ここでは、ストレスの影響で起こりがちな不妊の原因を紹介します。

＊すべての原因がストレスということではありません。
症状がみられる人は、医師の診断を受けるようにしましょう。

卵巣機能不全

卵子のもととなる原始卵胞は、下垂体から分泌される卵胞刺激ホルモン（FSH）の分泌により育ちます（7ページ）。しかし、その分泌量が少なかったりすると卵子が育たなくなり、「卵巣機能不全」が起こることもあります。

性腺刺激ホルモン分泌障害

排卵は卵胞刺激ホルモン（FSH）と黄体化ホルモン（LH）という2種類の性腺刺激ホルモンを受けることで起こります。しかし、ホルモンの司令塔である脳の視床下部の機能が低下すると、この分泌が滞り、排卵が起こりづらくなることも。これを「性腺刺激ホルモン分泌障害」と呼びます。

黄体機能不全

排卵後は、卵巣から黄体ホルモンが分泌され、受精卵が着床しやすいように、子宮内膜を厚くします。この分泌量の働きが悪くなることを「黄体機能不全」といい、子宮内膜が成熟しないため、受精卵の着床がむずかしくなる一因になることがあります。

性行為障害

ペニスが勃起しない、あるいは勃起が持続しない状態をED（勃起障害）といい、性機能障害のひとつです。仕事上のプレッシャーなど、心因性の問題が原因の場合のほか、糖尿病や高血圧といった身体性の問題が原因になることもあります。

不妊症とは…

避妊していないのに、2年経っても赤ちゃんができないこと

避妊をせずに正常な営みを過ごしていて、2年経っても妊娠しないことを、医学的に「不妊症」と定義しています。

人間のセックス1回での妊娠率は10～25％ほどで、実際に妊娠を望む夫婦の8割が1年以内に、1割がその翌年に妊娠、そして残りの1割の夫婦が不妊症の可能性を持つという統計があります。

1割の夫婦が赤ちゃんを授からないということから、不妊症は決して珍しい悩みではありません。

原因はさまざまですが、最近では、女性の結婚年齢が高くなったことに加え、過度のストレスからホルモンバランスを崩したり、精子の数の減少を起こしたりすることが多いようです。ひとりで悩まず、早めの受診を心がけましょう。

知っておきたい!

妊娠のメカニズムをおさらいしましょう

妊娠に至るまでのプロセスは、奇跡の連続ともいえるほど神秘的なものです。
卵子の誕生から精子との出会い、子宮内膜への着床まで、順を追ってみていきましょう。

女性生殖器のしくみ

妊娠にかかわる器官は、
卵巣、卵管采、卵管、子宮などです。

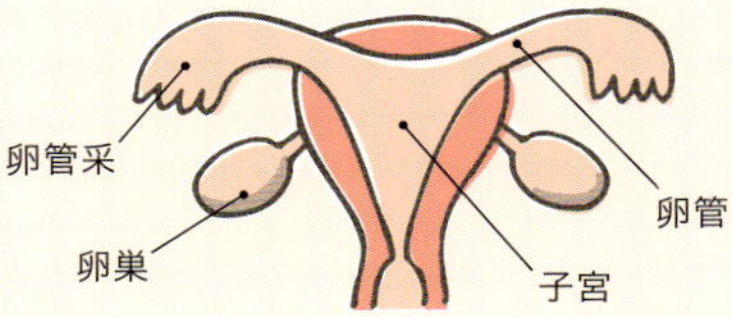

1 原始卵胞が成長を開始

毎月、月経前になると脳の指令により、卵胞刺激ホルモン（FSH）が分泌され、卵巣内にある数十個の卵子を包んだ原子卵胞が成長を始めます。

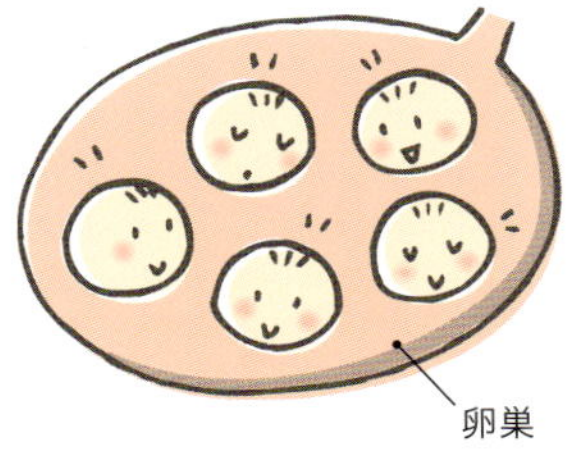

2 1個の卵胞が成長を続ける

そのうちの1個が成長を続けて主席卵胞となり、ほかの卵胞は消滅。同時に卵胞ホルモン（エストロゲン）が分泌され、子宮内膜が少しずつ厚くなっていきます。

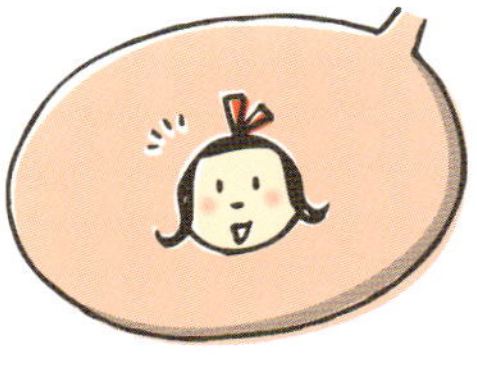

3 卵子が排卵され、卵管へ入る

主席卵胞が20mmほどまで成長すると、卵胞の中の卵子が腹腔内（お腹の中）に飛び出します（＝排卵）。そして、卵管采に取り込まれて卵管へ。ここで精子を待ちます。

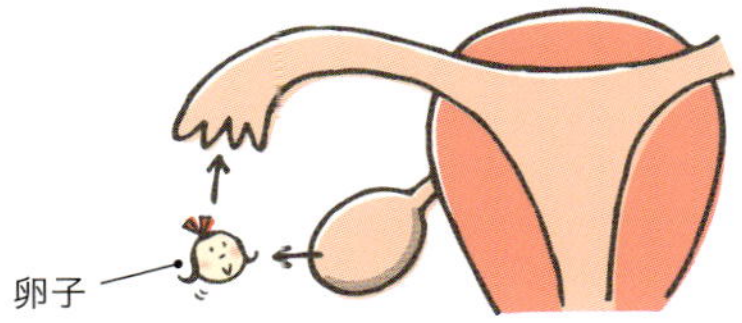

4 卵子と精子が出会い受精卵が誕生

セックスにより、数千万から数億個の精子が腟内に入り、卵管へ向かって進みます。卵子と精子がタイミングよく出会うと、精子が卵子に入って1つとなり受精が成立。ここに受精卵が誕生します。

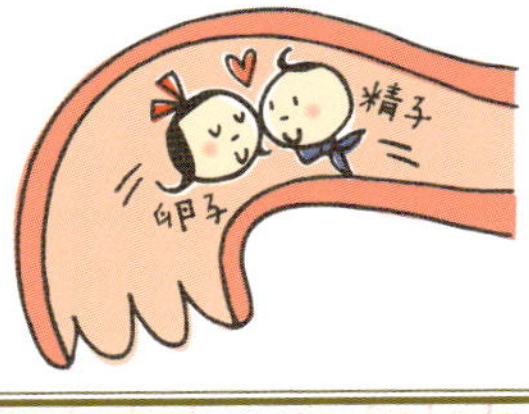

5 受精卵が着床し妊娠が成立する

受精卵は、細胞分裂を繰り返しながら卵管から子宮へ移動します。そして子宮内膜にもぐり込んで着床すると、ようやく妊娠の成立となります。その後、約260日かけて育ち、出産を迎えます。

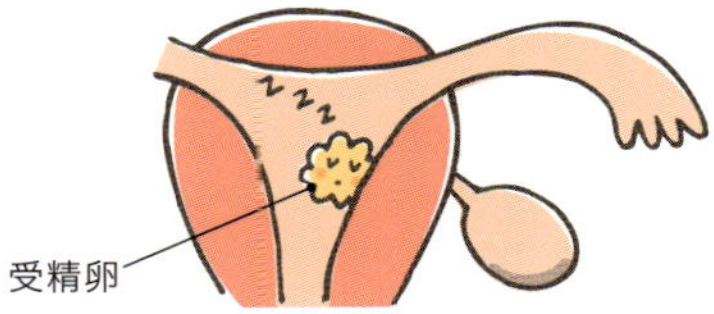

妊娠力をアップさせる 5つの理由

からだにやさしく、動きも簡単な「子宝ヨガ」は、妊娠力を高めると大好評！
ここでは、妊娠力を高める理由を紹介します。

1 AとB、2種類のヨガを行うことで、血流を促し、ストレスを緩和する

「子宝ヨガ」は、妊娠の妨げの大きな要因となる冷えや気の滞りを解消するヨガと、ストレスなどを緩和するヨガの2種類から構成されています。本書の32ページから、前者をA、後者をBと表記し、月経周期に合わせて紹介していきます。

詳しいプログラムの組み方は18ページで紹介しますが、最初にAのポーズで骨盤まわりの筋肉を刺激して血流を促し、次にBのポーズで頭を休めてこころとからだをリラックスさせます。この2段階を踏むことで、妊娠力の高いからだにグンと近づけるのです。

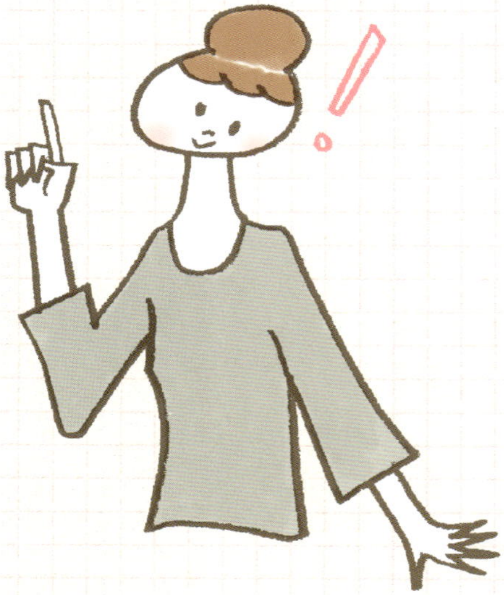

特に骨盤まわりを刺激する A

⇒33-36ページ、43-46ページ、
53-55ページ、61-64ページ

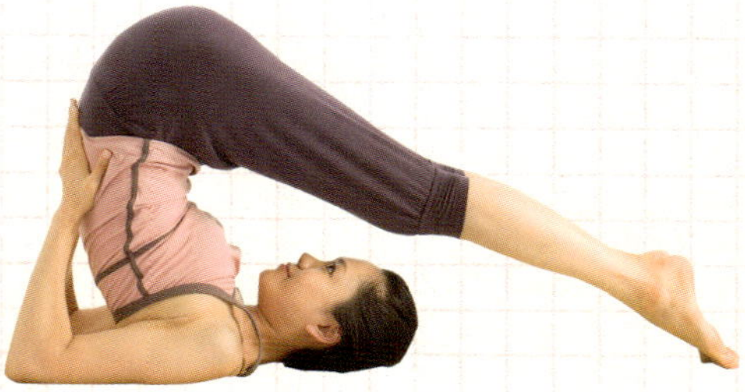

特に骨盤まわりをしっかり刺激し、骨盤内の血流をアップ。卵巣や子宮の機能が高まります。

心身をリラックスさせる B

⇒38-39ページ、48-49ページ、
56-57ページ、66-67ページ

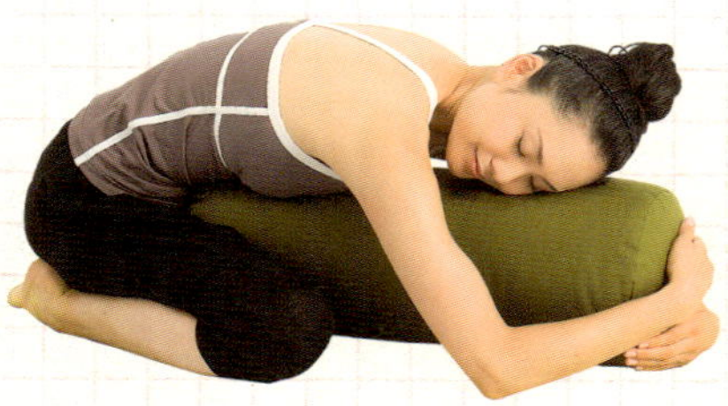

からだの力を抜いて呼吸を繰り返し、心身をリラックスさせます。全身によい気がめぐります。

2 月経周期(月経期、卵胞期、排卵期、黄体期)に合わせて行うことで、からだ全体の調子を整える

10ページで紹介したとおり、子宝ヨガではA、Bの２種類のヨガを行いますが、本書では、さらに、月経周期(月経期、卵胞期、排卵期、黄体期)に合わせて、それぞれぴったりのポーズを選んであります。

これにより、ポーズの効能がしっかり浸透するのはもちろん、その時期特有のつらい症状も緩和されるので、からだ全体の調子を整える効果も期待できます。

月経周期は基礎体温を測ることでわかります。28日周期の場合、下のグラフのような動きになるのが一般的です。

月経周期を知るには…

月経周期は基礎体温を測れば正確な日にちを出せますが、28日周期の場合、月経期５日、卵胞期６日、排卵期３日、黄体期14日がおおよその目安になります。妊娠を望む人にとって基礎体温をつけることは重要なので、この機会に基礎体温を測る習慣をつけましょう。

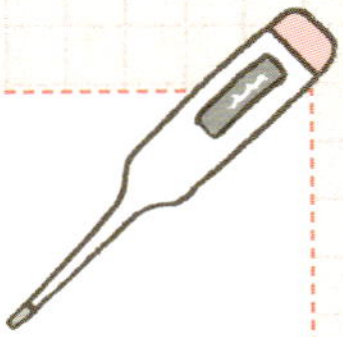

基礎体温の動きと各期のヨガ・ポイント

＊28日周期の場合

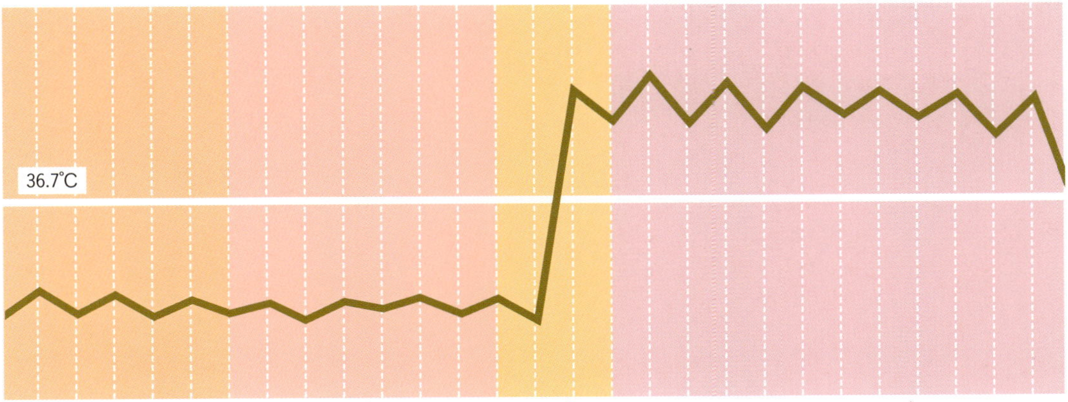

月経期

月経は、子宮内膜がはがれ落ち、血液と一緒に排出される状態です。子宮を収縮し、経血をしっかり出し切るようなポーズが中心になります。

卵胞期

卵子のもととなる卵胞が育つ時期は、よい卵子が育つようホルモンのバランスを整えたり、排卵期に排卵がスムーズに行われるよう骨盤を動かしたりするポーズを行います。

排卵期

卵子が排卵され、卵管で精子を待つ時期なので、ゆったりした気持ちを保つことが大切。胸を開くなど、心身ともに開放するポーズが中心になります。

黄体期

受精卵が着床しやすいように子宮内膜を整える時期は、子宮内の血をめぐらせるポーズやリラックス効果の高いポーズを中心に行います。

3 深い呼吸を繰り返すことで免疫力が高まり、健康になる

子宝ヨガでは、常に深い呼吸を繰り返しながらポーズを行います。これにより、からだが気持ちよく伸びるのはもちろん、心身がリラックスするため、ストレスが解消されたり、血液の循環もよくなって冷えが改善されたりします。また、自律神経や内臓の機能が強化され、免疫力が高まるといったメリットも見逃せません。

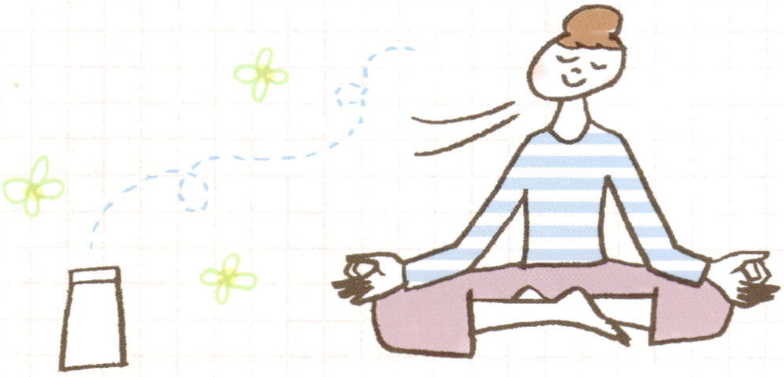

4 ふたりで行う「パートナーヨガ」でセックスレスも解消

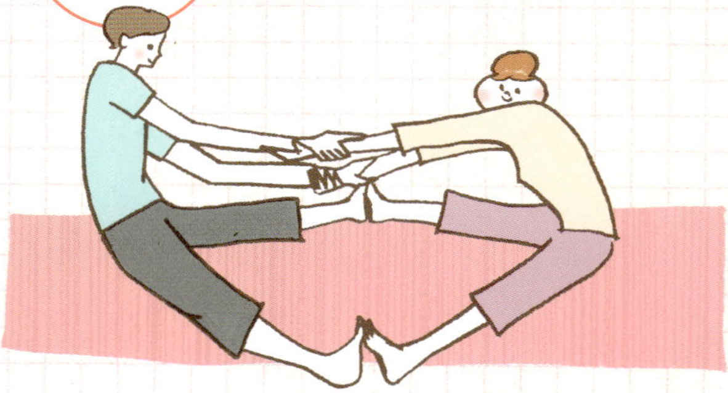

赤ちゃんを迎えるには、ふたりの関係が円滑であることは大前提。でも、疲れていたり、排卵日を意識し過ぎたりすると、セックスレスになったり、関係がぎくしゃくしたりしがち。そんなときは「パートナーヨガ」（69ページ）がおすすめです。お互いのからだに触れ合うことで、心身ともにリラックスし、妊娠力を高める効果も期待できます。

5 やさしい動きでからだへの負担を減らす

あまりに激しい運動は、ホルモンのバランスを崩したり、時期によっては着床を妨げたりする恐れがあります。また、からだを極端にねじる動きは、卵巣や子宮が緊張する原因に。その点、子宝ヨガは極端に腹圧をかけたり、骨盤を締め過ぎたりすることがないため、リラックスして行えます。

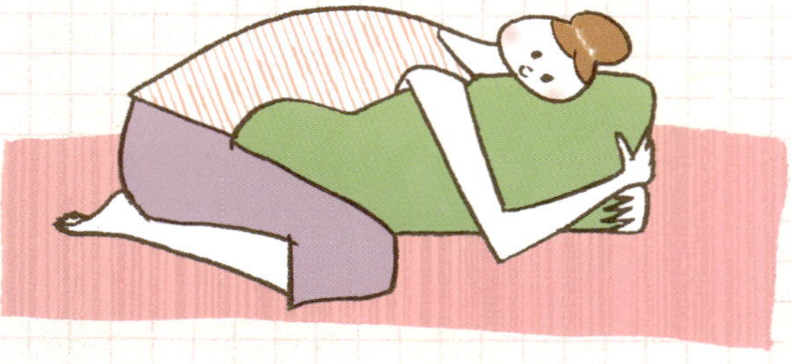

体験者レポート

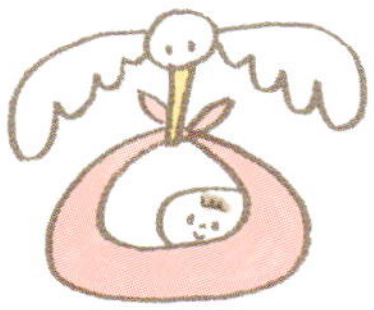

私たちも「子宝ヨガ」で妊娠しました！

優雅な気持ちになれる子宝ヨガが赤ちゃんを授けてくれました

Amiさん　41歳

赤ちゃんが欲しいと思って薬や注射による不妊治療も行いましたが、なかなかうれしい結果が訪れないまま約4年。規則正しい生活や、バランスのとれた食事、適度な運動など、あらゆることを試し、妊娠しやすいからだづくりをしながらも、ストレスを抱えて過ごしていました。そんな中、子宝ヨガに出会い、それを行う心地よいひとときが私にとってとても大切な時間に。そして3か月後ついに妊娠。残念ながらそのときは流産してしまいましたが、7か月後に再び妊娠！　子宝ヨガのリラックス効果が、赤ちゃんを授けてくれました。

子宝ヨガで月経痛も改善。効果を信じて続けてよかった！

チェブさん　35歳

排卵障害と診断されてから4年間、不妊治療を続けることに、限界を感じていました。そんなときに出会ったのが子宝ヨガでした。驚いたことは、始めて半年ほどで、悩み続けていた月経痛や月経前症候群（PMS）の症状が消え、日常生活に支障をきたすほどの眠気や頭痛がほとんどなくなったこと。これにより、子宝ヨガの効果がしっかり実感できました。その後も地道に続けながら、食事をマクロビ食に変えるなどした結果、半年後、ついに妊娠！　子宝ヨガは、メンタルケアもできる特別なヨガ。本当におすすめです！

こころとからだを癒やしてくれる子宝ヨガで、私もママに

とちおとめさん　35歳

私は、毎日寝る前に30分ほど子宝ヨガを行っていました。からだの変化で感じたことは、血流がよくなって冷え症が緩和され、さらに肩凝りが軽くなったこと。さらに格段に寝付きがよくなったことです。また、こころにも変化があり、気持ちが落ち着いてリラックスでき、無のこころの状態になることでストレスが解消されました。子宝ヨガのよいところは、こころとからだが同時にほぐれることだと思います。よい卵子ができるまで3か月といわれますが、私は始めてちょうど3か月で効果があり、妊娠。今は一児の母になり、幸せいっぱいの毎日です。

楽しく続けて基礎体温もアップ！赤ちゃんに会える日が楽しみです

プリンさん　39歳

一度自然妊娠をして流産してしまった後、急に体重が増加してしまった私。太り過ぎは不妊の原因になることもあると医師に言われ、ダイエットも兼ねて子宝ヨガを始めました。週に3回ぐらいのペースで無理のない程度に、根気よく続けていくうち、少しずつ体重が減り、からだが軽くなっていくことを実感！　漢方やマッサージ、針との相乗効果もあり、基礎体温も上がり、始めてから7か月後に妊娠することができました。子宝ヨガは、楽しくリラックスして行えることが一番の魅力です。今は妊娠6か月。生まれてくる赤ちゃんに会える日が待ち遠しいです。

この本の見方

**本書に出てくる説明やアイコンなど、紙面の見方をご説明します。
よく読んで、効果をしっかり高めてください。**

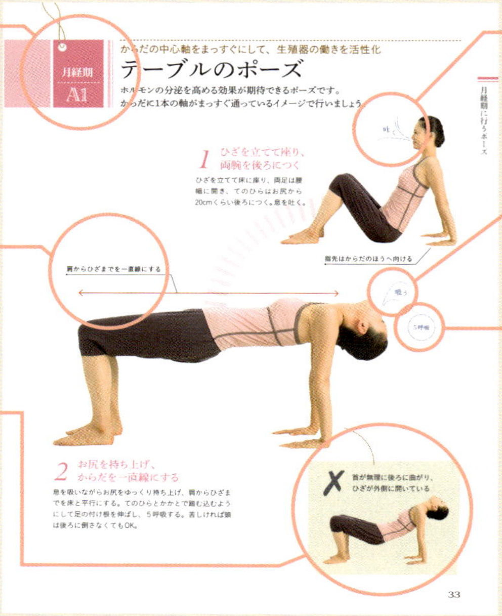

行う時期

32〜67ページのヨガは、月経周期別にご紹介します。月経期、卵胞期、排卵期、黄体期に合わせて行いましょう。

ポーズのポイント

効果的に行うために、特に気をつけるべき点を紹介しています。

×

ポーズをとる上で、特に間違いやすい点です。効果が減少するだけでなく、けがやからだを痛める原因にもなるので注意しましょう。

吐く

鼻(苦しい場合は口)から息を吐きます。

吸う

鼻から息を吸います。

呼吸の回数

そのポーズを維持したまま、指定された回数の呼吸を繰り返します。

これもOK

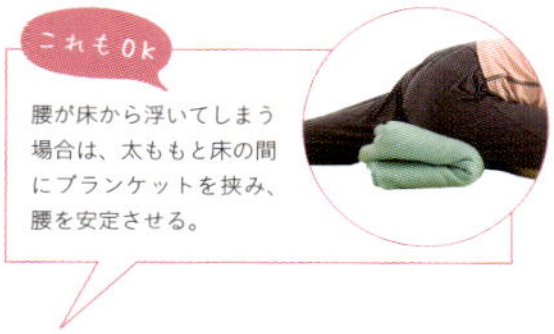

むずかしいポーズでも無理なくできるように、やりやすい方法を紹介しています。

これにもチャレンジ

ポーズが楽にとれる人のためのワンランクアップの応用ポーズです。無理のない範囲でチャレンジしてみましょう。

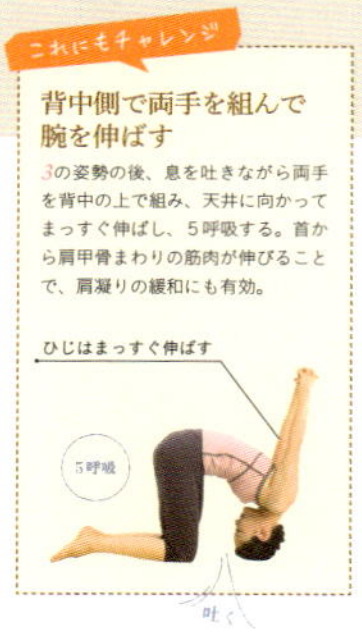

試してみたいバリエーション

ほぼ同じ効果のある別ポーズです。通常のポーズとバリエーションを交互に行うようにするのもおすすめです。

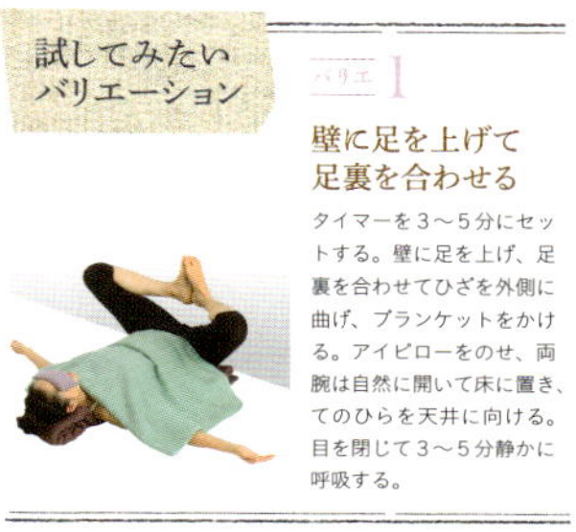

注意事項

- 治療中や通院中の方は、医師に相談してから行いましょう。
- 病気やけがをお持ちの方、腰痛やひざの痛み、股関節に違和感があるなど、何らかの不調がある方は、医師や専門家に相談してから行いましょう。
- 体調がすぐれないとき、疲労が強いとき、飲酒時などは行わないでください。
- 無理に写真と同じポーズをとろうとせず、からだに負担がなく、気持ちがよいと感じる範囲内で行ってください。
- ヨガを行っている最中に何らかの違和感や体調不良を感じたら、すぐに中止し、医師に相談しましょう。
- 「子宝ヨガ」は、妊娠を妨げる要因になりうる冷えや血行不良、ストレスを緩和するためのヨガです。不妊を完治するものではありませんので、必要な方は専門の医師に相談してください。

妊娠しやすいからだをつくる！

子宝ヨガを始めよう

赤ちゃんを迎えるには、卵巣や子宮の機能を高めることが肝心です。
これから紹介する「子宝ヨガ」は、心地よい動きと深い呼吸で
こころとからだを元気にします。
簡単にできるポーズばかりなので、今日からさっそく始めましょう！

子宝ヨガを始める前に

ここでは、ヨガを行うときのポイントやプログラムの組み方などをご紹介します。
始める前によく読んで、正しく行いましょう。

子宝ヨガを行うときのポイント

効果をきちんと得るために、ポーズを行うときの注意点をおさえておきましょう。

できるだけ毎日行う

子宝ヨガの効果をより上げるためには、毎日行うのが理想です。ただし、１～２日休んでしまったからといって、効果がなくなってしまうわけではありません。できない日があっても途中で投げ出さず、自分なりのペースで続けるようにしましょう。また、ヨガの効果が表れる時間には個人差があります。気長に続け、からだの中から体質を改善しましょう。

常に呼吸をしながら行う

正しい呼吸は精神を安定させ、からだのあらゆる機能を活性化させます。また、筋肉が伸びるのでけがを防ぎ、効果を高める役割もあります。常に呼吸を意識しながら行いましょう。ゆっくり深くが基本です。

無理は禁物！できる範囲で行う

写真のポーズに近づけるため、痛いのを我慢したり、反動をつけて行ったりするのはやめましょう。できる範囲で行うだけでも、十分に効果は得られます。また、体調が悪くなったら無理せずに休みましょう。気持ちよく行うことが大切です。

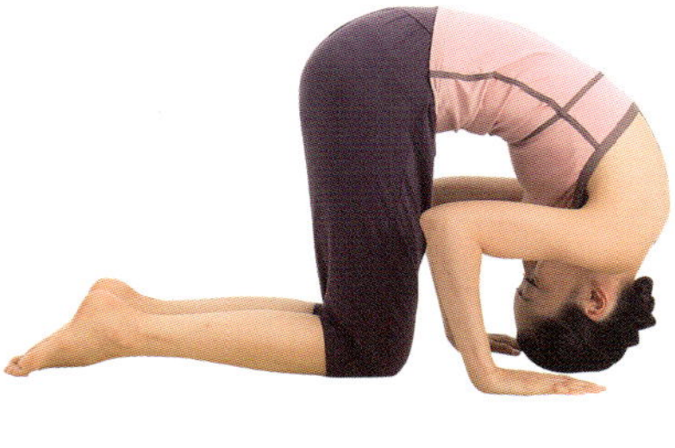

リラックスを心がける

子宝ヨガのプログラムには、リラックスすること目的としたポーズがたくさん出てきます。赤ちゃんを授かるためのからだづくりには、ストレスや不安は大敵です。穏やかでやさしい気持ちを保ち、楽な体勢で心身をリラックスさせましょう。

治療中は医師の指示に従う

子宝ヨガはからだにやさしいことが特徴で、心身にストレスがかかる不妊治療中にこそ、行ってもらいたいものばかりです。ただし、治療法や体調には個人差があります。治療を受けている人は医師に相談してから行うようにしましょう。

妊娠力アップにつながる 3つの器官とその働き

子宮ヨガに取り組む上で、特に意識をして欲しい器官を3つ紹介します。それぞれの役割を理解しましょう。

骨盤

子宮、卵巣を保護し、生殖器の健康状態を司る

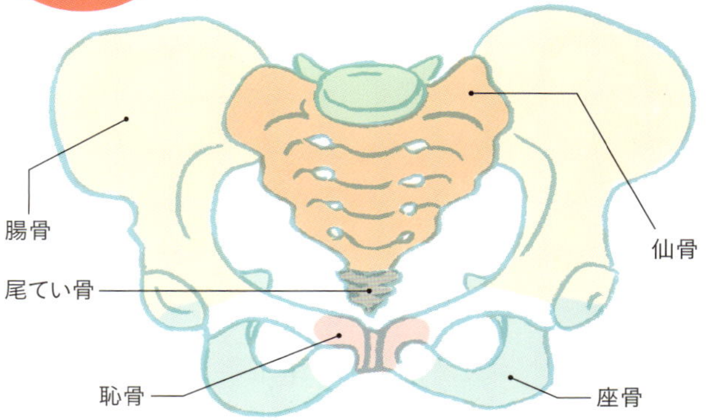

骨盤は、内側に子宮、卵巣などの生殖器があり、妊娠時に胎児を支えるなど、重要な役割をしている骨です。上半身と下半身をつなぐからだの中心に位置し、背骨、胴体を支えています。そのため、この部分のバランスがゆがむと、血流や全骨格に影響し、からだの不調を起こしてしまいます。骨盤内への血の流れをよくし、生殖器に十分な酸素や栄養を供給していくと、子宮や卵巣が健康な状態になり、不妊の改善へとつながります。つまり、「骨盤内へ新鮮な酸素を含んだ血液を大量に送り込むこと」、これが妊娠力アップのカギを握っているのです。

腎臓

血液を浄化し
きれいな血液を
骨盤内に送る

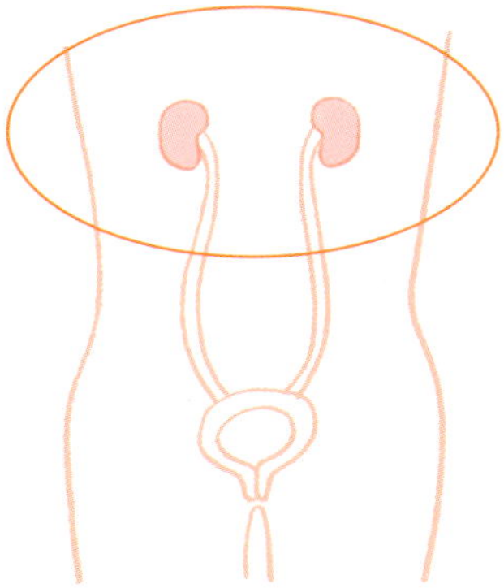

股関節

下半身の血液を
骨盤内へ送り込む

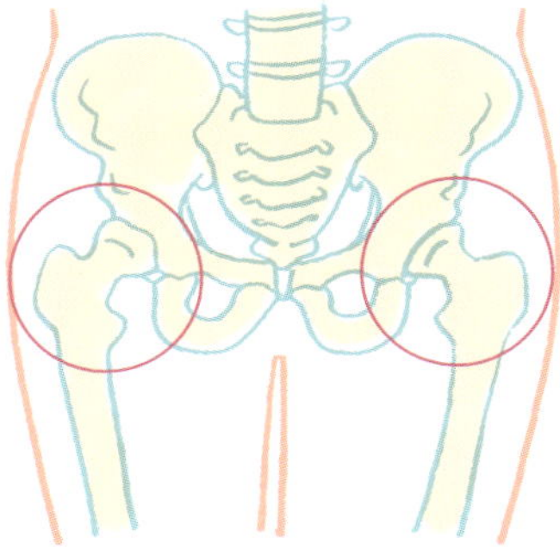

腎臓は、血液中に酸素を送り出し、余分な水分や老廃物を取り除き、血液を浄化します。骨盤内へきれいな血液が送られれば、卵巣や子宮にもよい影響を与えます。妊娠後、赤ちゃんに新鮮な酸素や栄養を含んだ血液を供給するためにも、腎臓の働きはとても重要です。

股関節まわりには、下半身から骨盤内へ血液を送るための太い血管が通っています。そのため、股関節をゆるめたり、ほぐしたりすると、骨盤内の血行がよくなり、卵巣や子宮が活性化します。また下半身の血行もよくなり、妊娠を妨げる冷えも改善されます。

プログラムの進め方

子宝ヨガを安全に行うためには、
きちんとした順序で進めることが大切です。
省略せずに行いましょう。

ウォームアップ

⇒26-29ページ

月経周期に合わせて２種類を用意しました。からだをあたため、けがを防ぐためにも、必ず行うようにしましょう。時間がないときは、ウォームアップを行うだけでもからだの調子が整います。

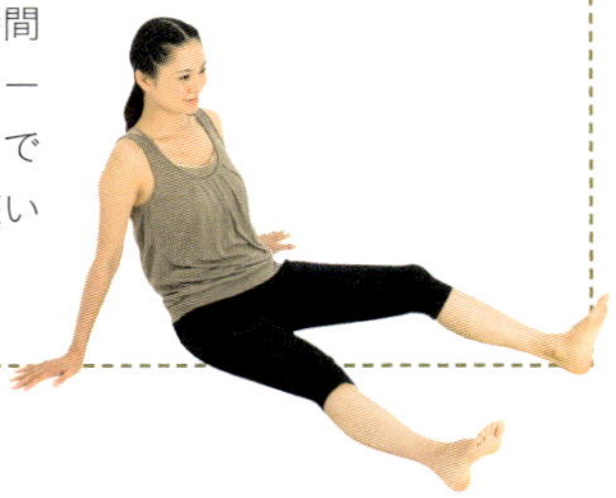

月経周期別のポーズ　A

⇒33-36・43-46・53-55・61-64ページ

おもに骨盤内の血流をアップするヨガで、月経期、卵胞期、排卵期、黄体期それぞれの時期に合わせて行います。

＊各期から数日ずれて行っても、特に問題はありません。

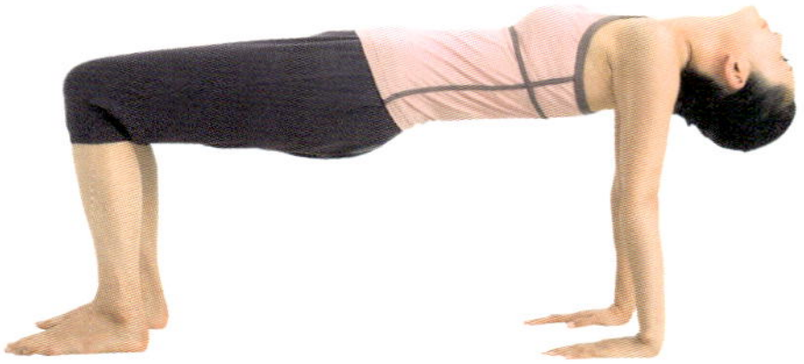

移行のストレッチ

⇒30ページ

Aのヨガの効能をからだにしっかり浸透させてから、次のヨガに移るためのストレッチです。

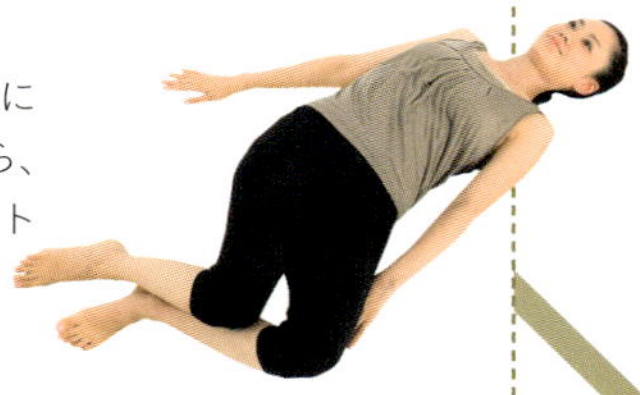

月経周期別のポーズ　B

⇒38-39・48-49・56-57・66-67ページ

おもに心身をリラックスさせるヨガで、Aと同様に月経期、卵胞期、排卵期、黄体期それぞれの時期に合わせて行います。

＊各期から数日ずれて行っても、特に問題はありません。

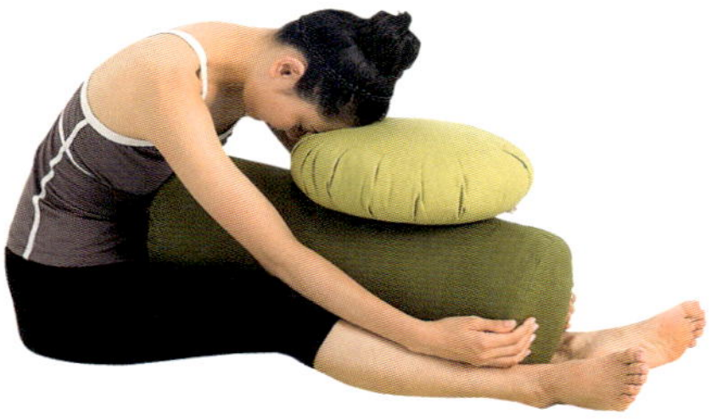

クールダウン

⇒31ページ

すべてのポーズの効能を高めるためにも、また、翌日に疲れを残さないためにも必ず行うようにしましょう。クールダウンを行うだけでも、心身のリラックス効果が期待できます。

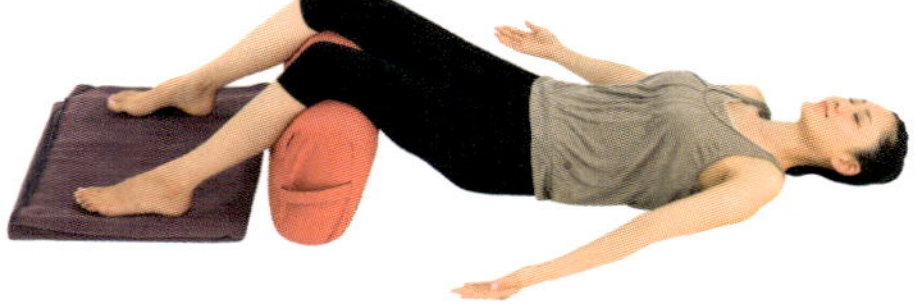

子宝ヨガに必要な道具

子宝ヨガではポーズにより、
マットやボルスターなどを用います。
できるだけご用意を。

マット

滑らないように安全にヨガを行うために、床に敷き、この上でポーズをします。

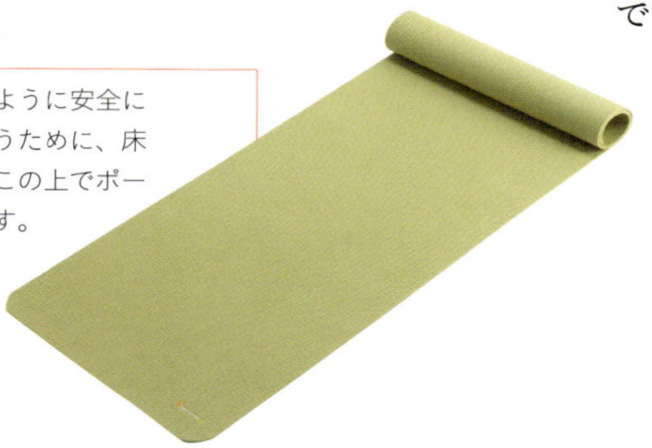

ボルスター

リラックスを目的とするポーズを行うときに、からだを支えるものとして使います。平形、円柱形があり、おもにBのヨガで使用します。ない場合は、ブランケットや毛布を重ねてもOK。

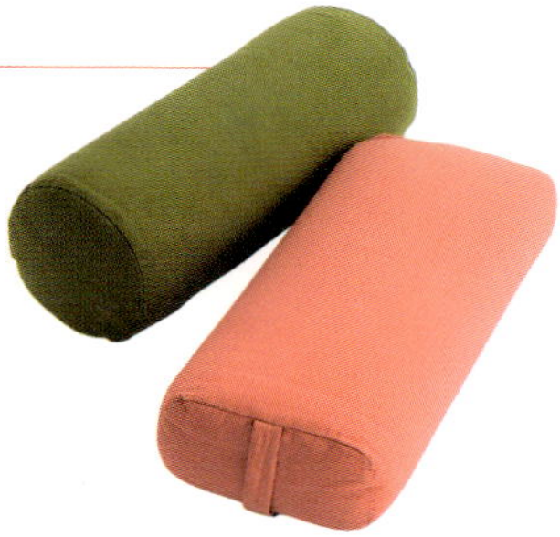

ブランケット

座ったときに骨盤を立てやすくするために座布団のように折りたたんでお尻の下に敷いたり、からだをあたためるためにからだにかけたりします。毛布や、大きめのバスタオルでもOK。

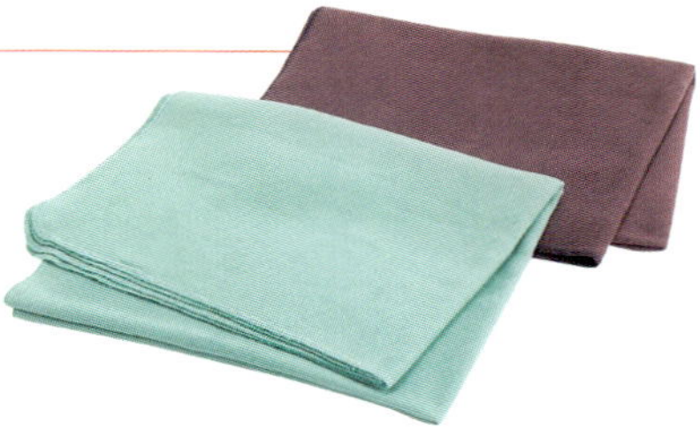

クッション

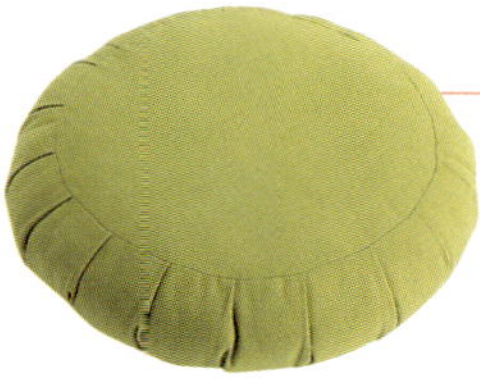

座ったときに骨盤を立てやすくするためにお尻の下に敷いたり、あお向けになったときのまくら代わりに使います。おもにBのヨガで使用します。

アイピロー

リラックスを目的とするポーズをするときに視界を暗くし、リラックス効果を高めるために使います。ミニタオルでもOK。おもにBのヨガで使用します。

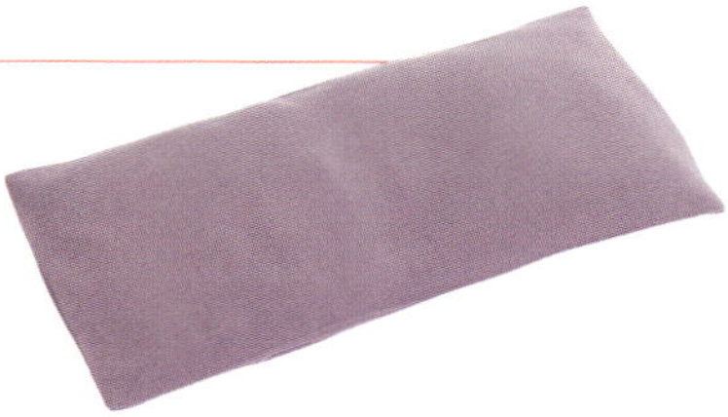

タオル

あお向けになったときに、首を楽な高さに調節するために使います。おもにBのヨガで使用します。

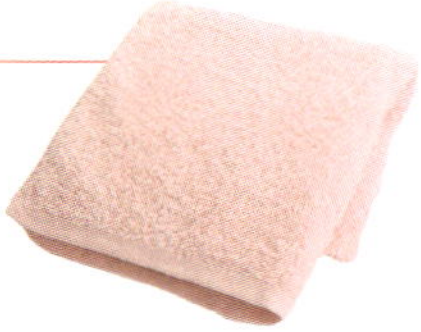

タイマー

一定時間、目を閉じて安静を保つポーズをするときに、時間を知らせるために使います。携帯電話や目覚まし時計のアラームでもOK。おもにBのヨガで使用します。

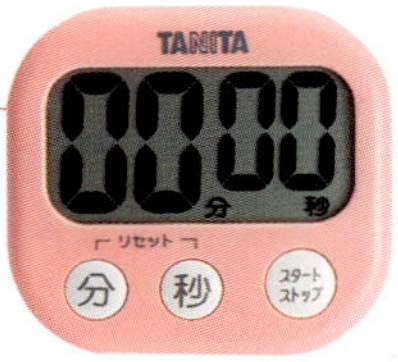

ストラップまたはベルト

両足を固定するときなどに使います。右の写真のような穴で止めるタイプではない布製のものであれば、ベルトでも代用できます。

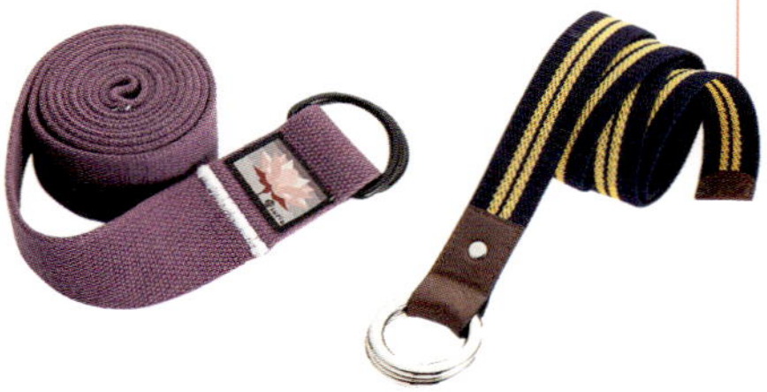

服装は… ヨガウェアでなくても、からだを締めつけないものならOK。部屋着やスポーツウェア、パジャマでもよいでしょう。赤やオレンジ、ピンクなどの暖色系の色は、からだをあたためる効果があるといわれています。

正しい立ち姿勢を覚えましょう

ヨガでは基本の立ち姿勢を「山のポーズ」といいます。ポーズをとる上での基本になるので、
鏡の前でポイントをチェックしながら、正しい立ち方を覚えましょう。
正しい姿勢をとることは、骨盤のゆがみを解消するだけでなく、生殖機能を高める効果も期待できます。

{ 山のポーズ }

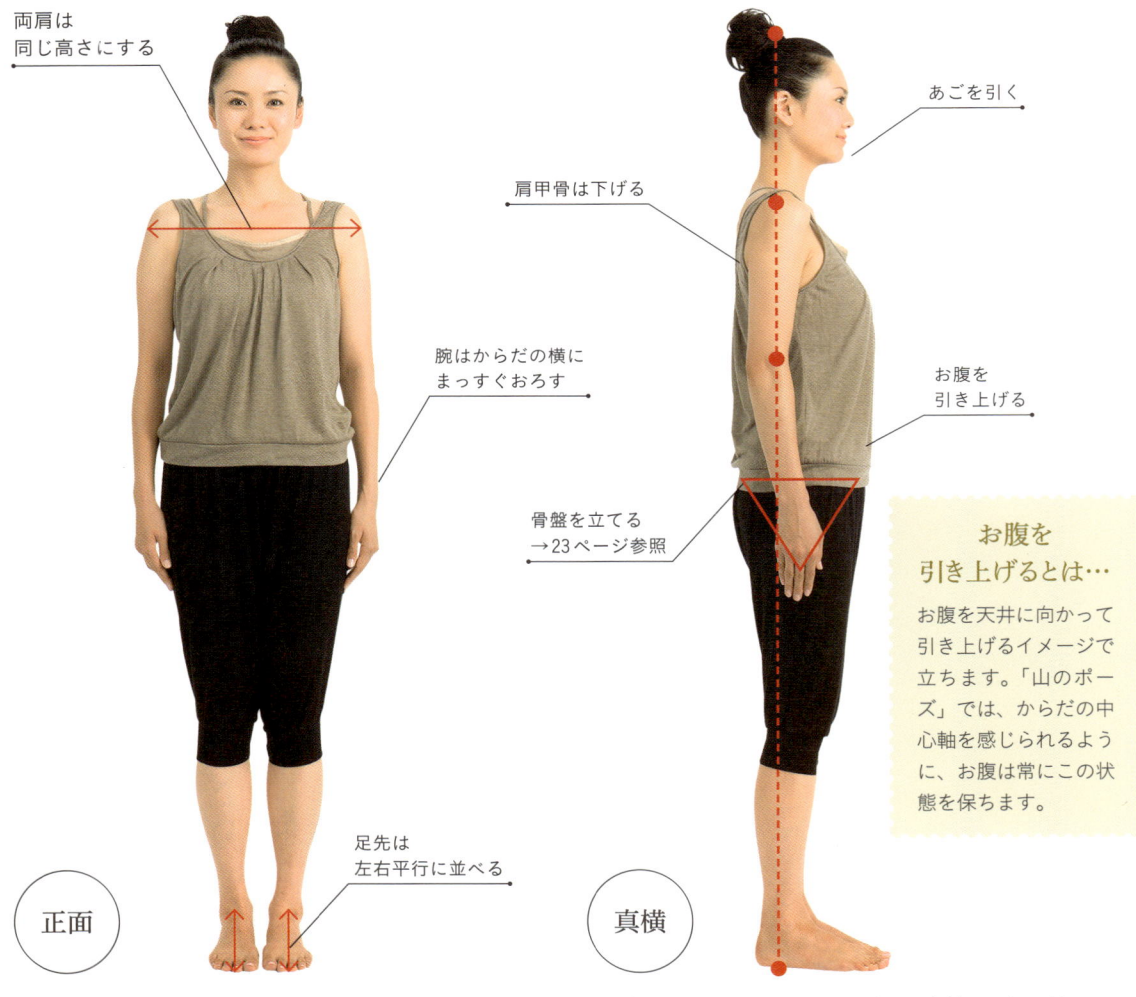

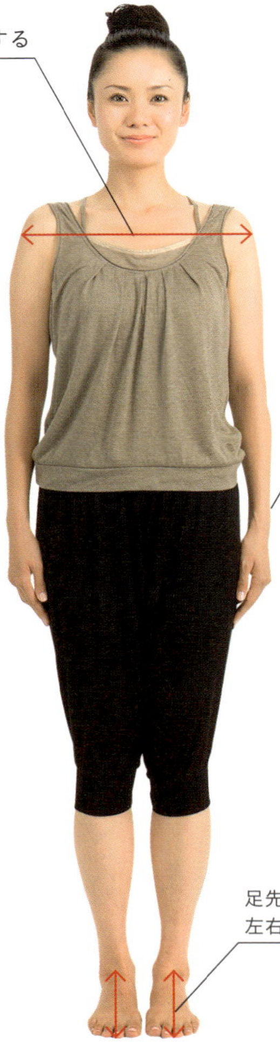

両肩は
同じ高さにする
腕はからだの横に
まっすぐおろす
足先は
左右平行に並べる

正面

からだの中心軸がまっすぐになるよう、天井から引っ張られているようなイメージで、首筋を伸ばし、お腹を引き上げて立つ。

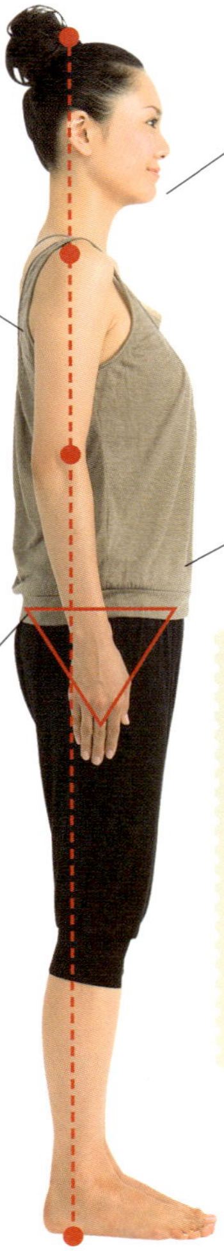

あごを引く
肩甲骨は下げる
お腹を
引き上げる
骨盤を立てる
→23ページ参照

真横

頭頂部から、肩、ひじ、かかとまで、点線でつないだ●が一直線上になるイメージで立つ。あごを引き、お尻を引き締めて骨盤をまっすぐに立てる。

**お腹を
引き上げるとは…**

お腹を天井に向かって引き上げるイメージで立ちます。「山のポーズ」では、からだの中心軸を感じられるように、お腹は常にこの状態を保ちます。

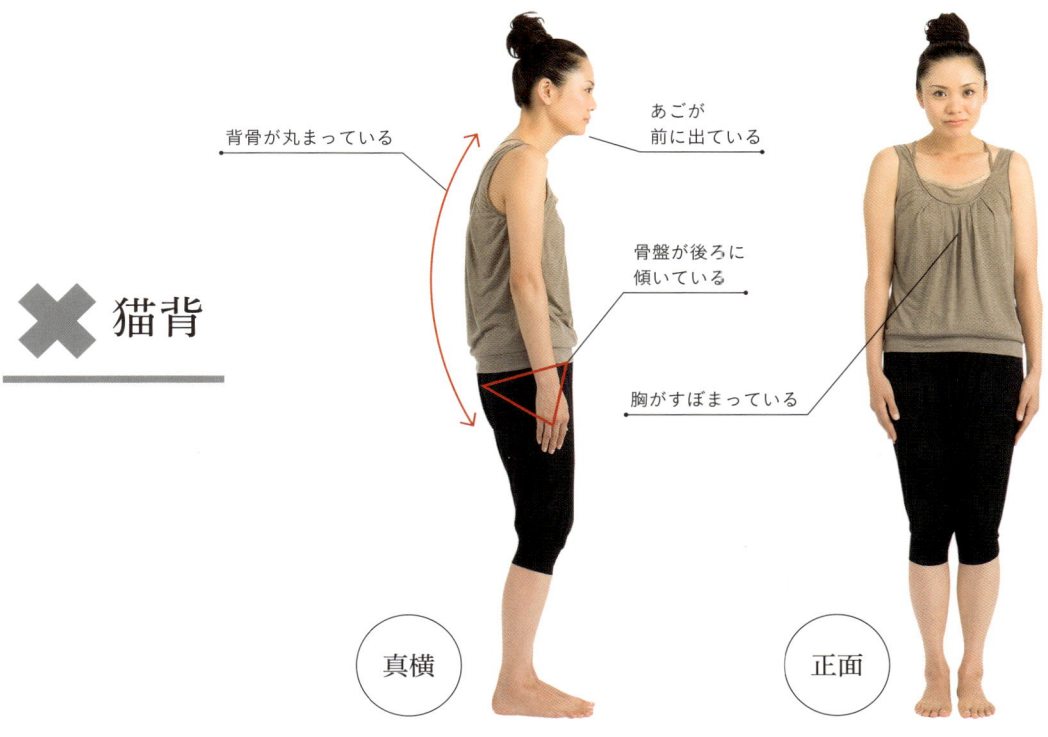

✖ 猫背

背骨が丸まっている
あごが
前に出ている
骨盤が後ろに
傾いている
胸がすぼまっている
真横
正面

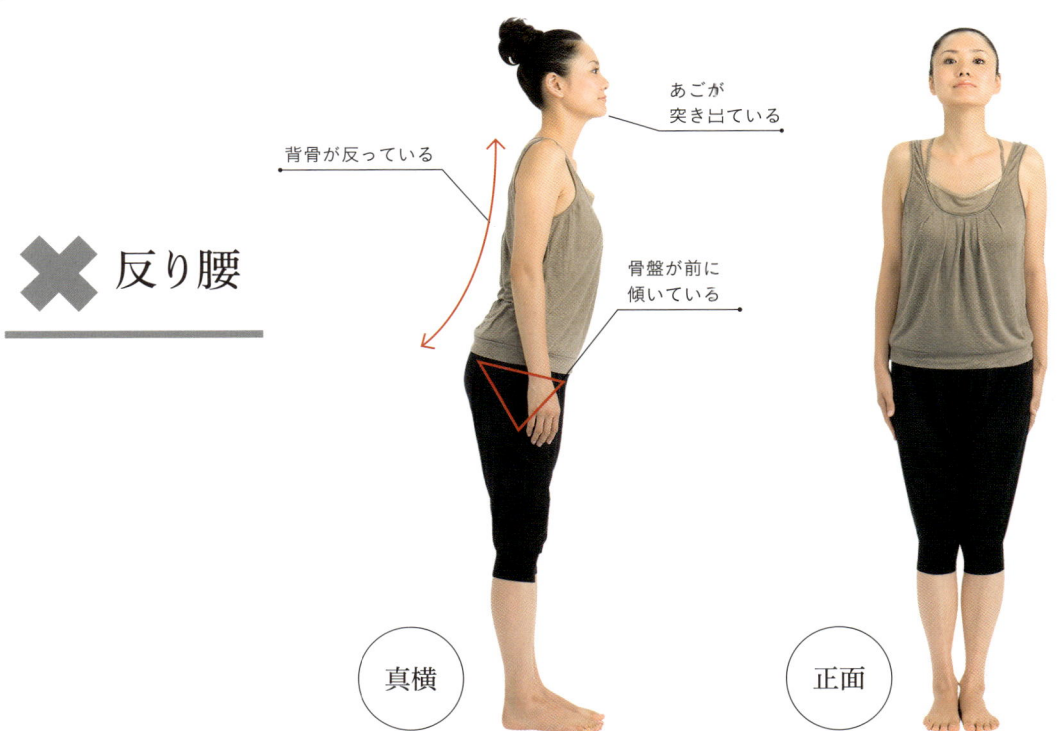

✖ 反り腰

背骨が反っている
あごが
突き出ている
骨盤が前に
傾いている
真横
正面

基本の座法を覚えましょう

ヨガにはさまざまな座法があります。ここでは、本書に登場する3種類をご紹介しますが両座骨を床につけて骨盤をまっすぐ立て、背筋を伸ばして座るというポイントは共通です。緊張したり、からだに力を入れると、肩が上がりがち。常にリラックスを意識しましょう。

{ 安楽座 }

両足のかかとを恥骨の前方に引き寄せるように座り、両足が重ならないように片方の足のかかとを手前にし、前後になるかかとの位置をそろえて座る。両腕は自然におろしてひざに添える。

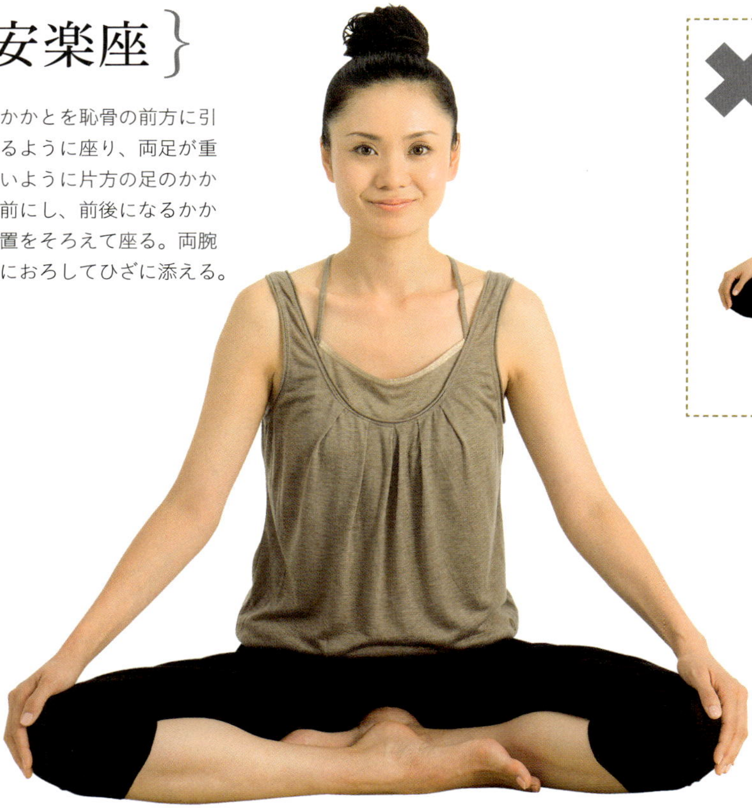

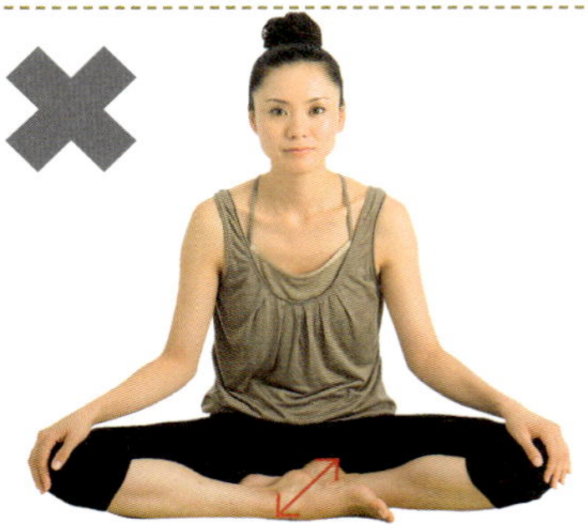

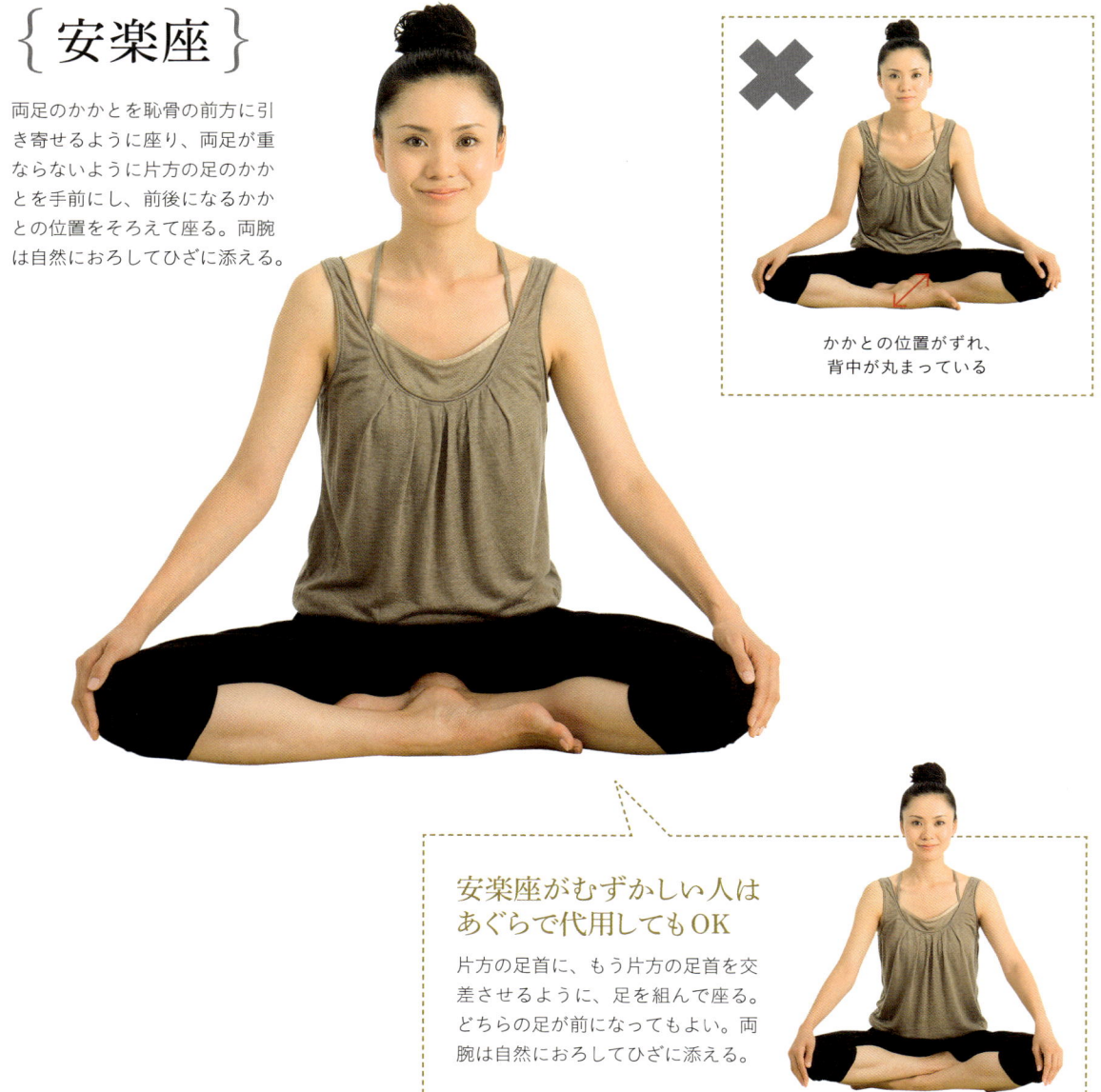

かかとの位置がずれ、
背中が丸まっている

安楽座がむずかしい人は あぐらで代用してもOK

片方の足首に、もう片方の足首を交差させるように、足を組んで座る。どちらの足が前になってもよい。両腕は自然におろしてひざに添える。

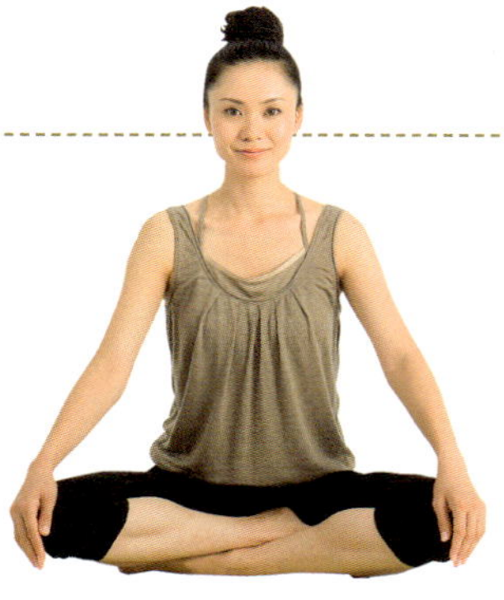

{合せき}

足裏を合わせて座り、かかとをからだのほうに引き寄せる。両腕は自然におろしてひざに添える。

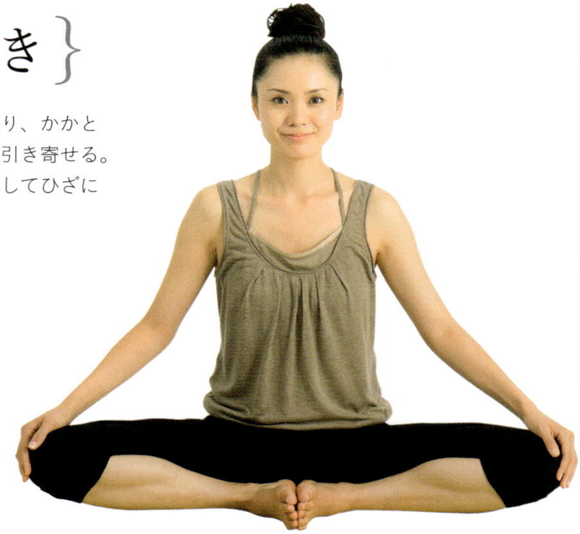

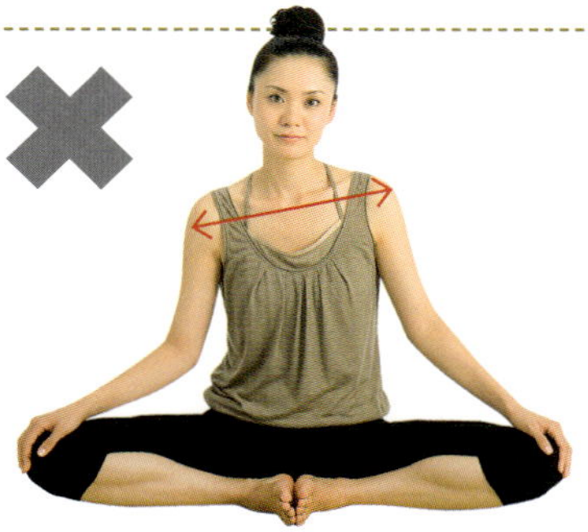

両肩の高さが違っている

{長座}

足をそろえ、まっすぐ前に伸ばして座る。両腕は自然におろして床につける。

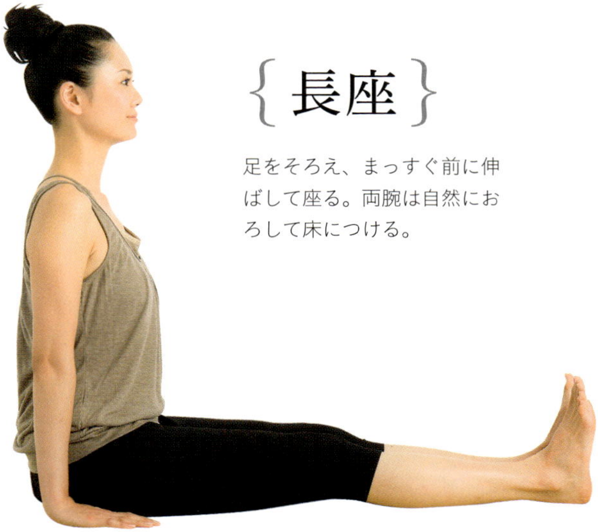

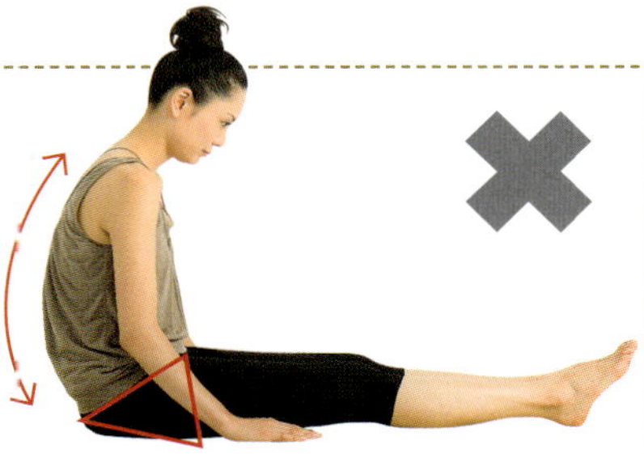

骨盤が倒れ、背中が丸まっている

骨盤を立てるとは…

仙骨が立ち、２点の座骨が骨盤の一番下にきて、真横から見ると左右の腸骨が平行にある状態です。骨盤を立てて座るのがむずかしい場合は、お尻の下にブランケットなどを敷くと正しい姿勢が楽にとれます。骨盤がまっすぐ立つよう、敷物の高さを適宜調整しましょう。骨盤が倒れていると猫背になったり、反り腰になったりしてしまいます。

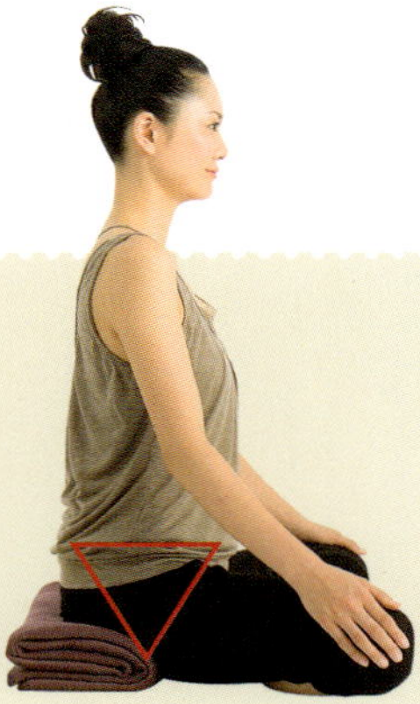

呼吸法を覚えましょう

子宝ヨガを行う上で、もっとも重要なのが呼吸法です。呼吸が深く穏やかに行えるかどうかで、ポーズの効果も大きく変わってきます。基本は、鼻から吸って、鼻から出すこと。
ここで紹介する2つの呼吸法はどちらで行ってもOK。ヨガを始める前に、繰り返し練習してみましょう。

{ 丹田呼吸法（腹式呼吸法）}

腹式呼吸法ともいわれ、お腹で呼吸をする呼吸法です。特にお腹の丹田という位置を意識することがポイントで、ここを意識することで下腹部にエネルギーが集まります。また、横隔膜を刺激するため、内臓へのマッサージにもなり、便秘解消などの効果もあります。慣れるまでは、丹田に両手を軽く添えるとやりやすいでしょう。

丹田ってどこにあるの？

丹田は、へそ下5cm、奥へ2〜3cmほどのところにある、エネルギーが集まる場所です。丹田とはいっても、実際にあるからだの器官ではなく、意識で感じるもので、東洋医学ではそこにエネルギーを蓄えると健康と勇気が得られると昔から伝えられています。

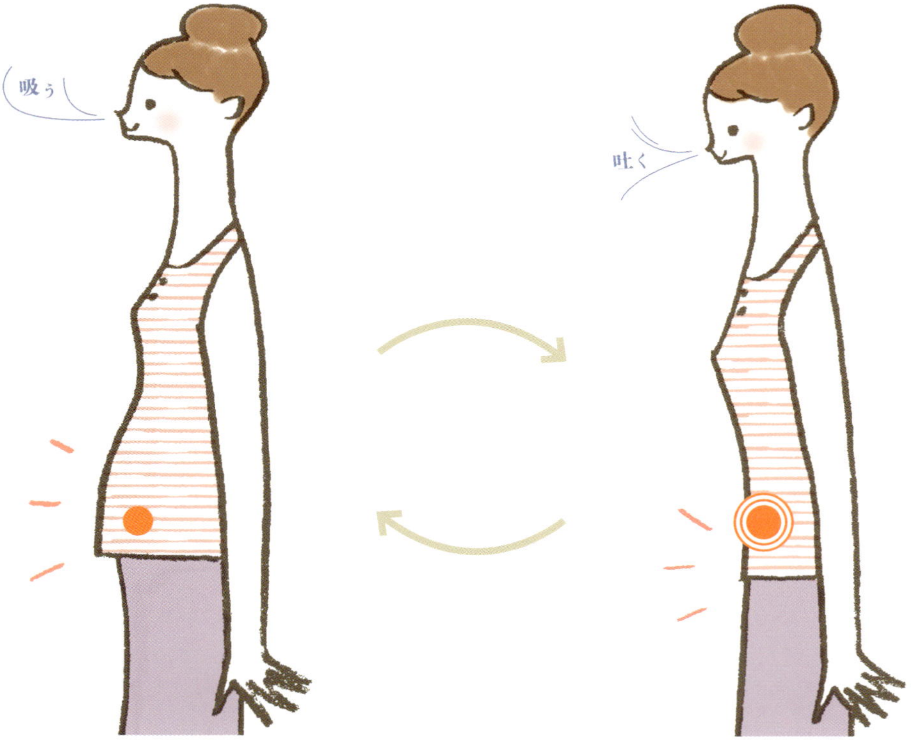

５秒を目安に、鼻からたっぷり息を吸い、お腹を膨らませていく。丹田にエネルギーを集めるようなイメージで行う。

５〜10秒を目安に、鼻からゆっくり息を吐き、お腹をもとの状態に戻す。吸う、吐くを繰り返し、呼吸ごとに丹田にエネルギーを蓄えていくイメージで行う。

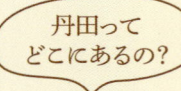

{ 膣呼吸法 }

膣を意識して行うイメージ呼吸法で、実際には膣と肛門の間の会陰という部分を引き上げます。子宝ヨガでは膣から子宮を意識するために、呼吸に合わせて、膣を締めたりゆるめたりします。締めるときは、おしっこを我慢するときのような感覚で力を入れましょう。からだの中に空気の玉が通るような、エネルギーラインをイメージして行うことがポイント。生殖機能、性感覚が高まり、若返りや美肌効果もあります。

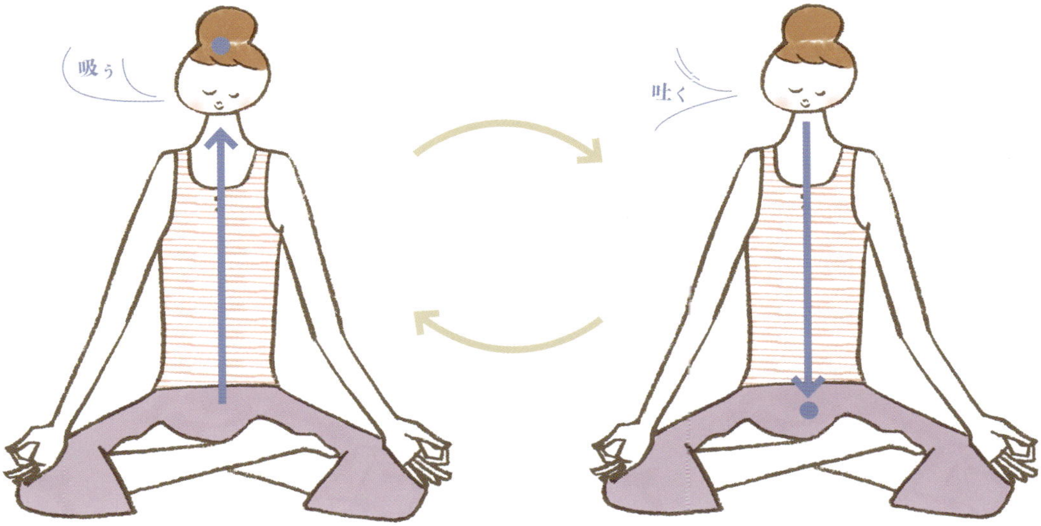

膣から息を吸い込むイメージで、息を吸う。吸いながら、背骨にそって空気の玉を頭部まで引き上げるイメージで行う。

吸う呼吸と同じ道筋を通って空気の玉をお腹までおろすイメージで息を吐く。吸う、吐くを繰り返す。

column

「気＝生命エネルギー」とは

ヨガのポーズは、からだの動きに呼吸を合わせて行います。吸う、吐く、という呼吸は、「息を吸う＝陰」、「息を吐く＝陽」の作用を表し、この陰と陽の呼吸を繰り返すことで相互作用が起こり、からだの中に「気＝生命エネルギー」が流れます。子宝ヨガにおいては、この気をからだ全体、特に骨盤内にめぐらせることがとても重要になります。ポーズをとるときは、呼吸を意識しながら行いましょう。

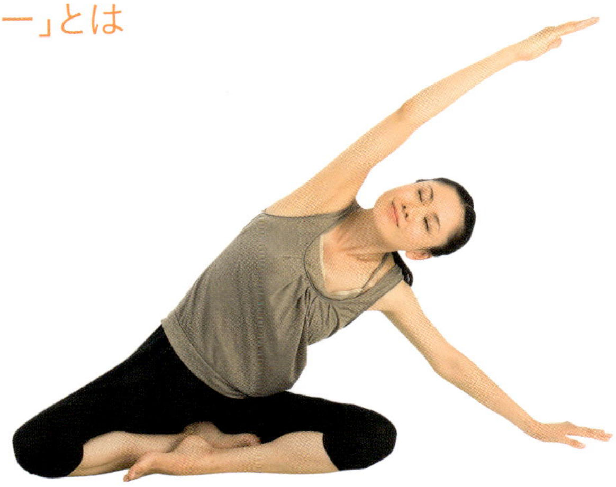

ウォームアップ

子宝ヨガにおけるウォームアップは、けがを防ぐための準備運動としての役割のほか、ポーズの効能をからだに浸透させることを目的としています。
ここでは月経周期に合わせた2種類を紹介します。時期ごとに使い分けましょう。

月経期、卵胞期におすすめのウォームアップ

月経期、卵胞期は、体温が低い低温期にあたります。大きく動いてからだを目覚めさせ、全身をあたためましょう。関節をゆるめたり、筋肉を伸ばしたりすることでからだの可動域が広がり、ポーズの効果もアップします。ただし月経痛などでつらい場合は、無理をしないようにしましょう。

1 両足を外側と内側に交互に動かす

両足を前に伸ばして座り、腰幅よりやや広めに開き、両腕は斜め後ろにつく。車のワイパーのように両足を外側と内側に交互に倒し、股関節をゆるめる。自然呼吸をしながら30秒繰り返す。

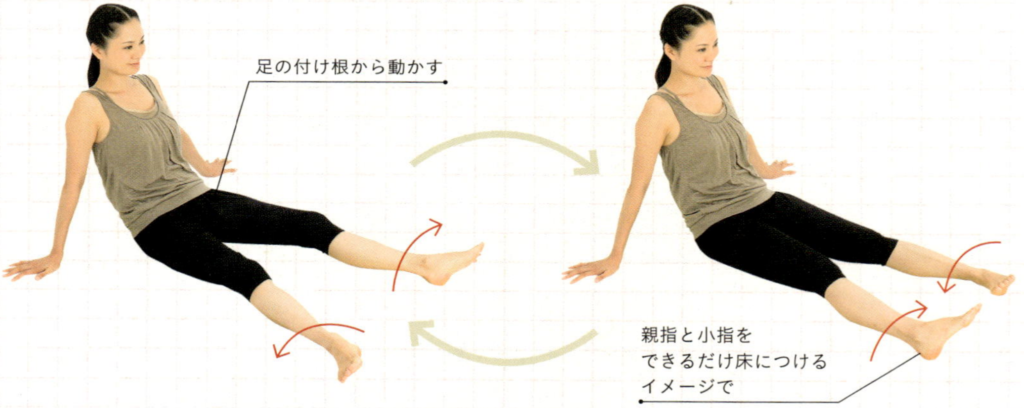

足の付け根から動かす
親指と小指を
できるだけ床につける
イメージで

2 ひざ裏で床をたたく

ひざをゆるめ、左右のひざ裏で交互に床を細かくたたきながら、両足を閉じたり開いたりする。自然呼吸をしながら30秒繰り返す。

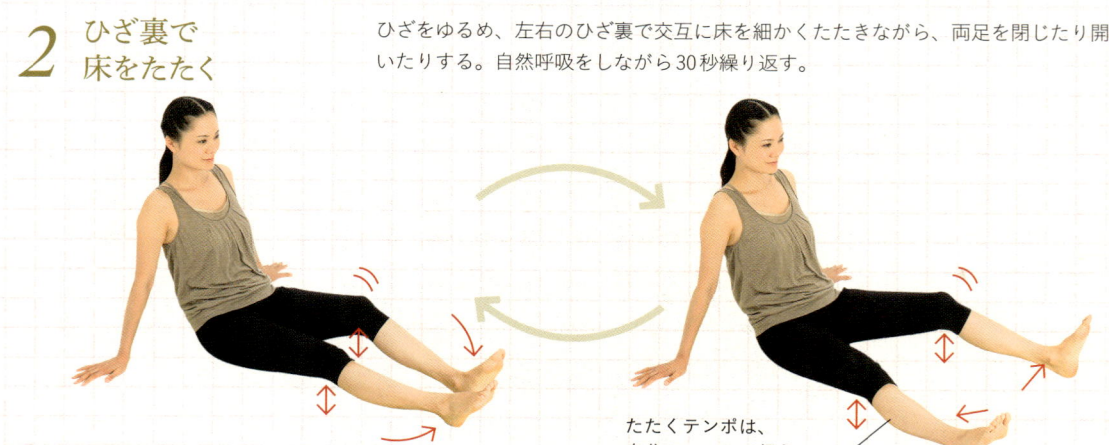

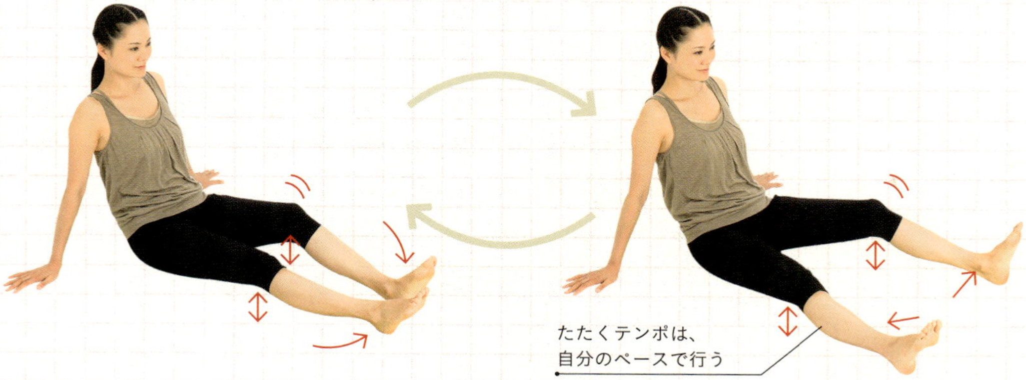

たたくテンポは、
自分のペースで行う

3 安楽座になり左右に上体を倒す

※22ページ「安楽座」参照

安楽座になり、両腕を床に自然におろす。息を吐きながら右腕を天井に上げ、そのまま上体を左に倒し、2〜3呼吸する。上体をもとの位置に戻し、反対側も同様に行う。

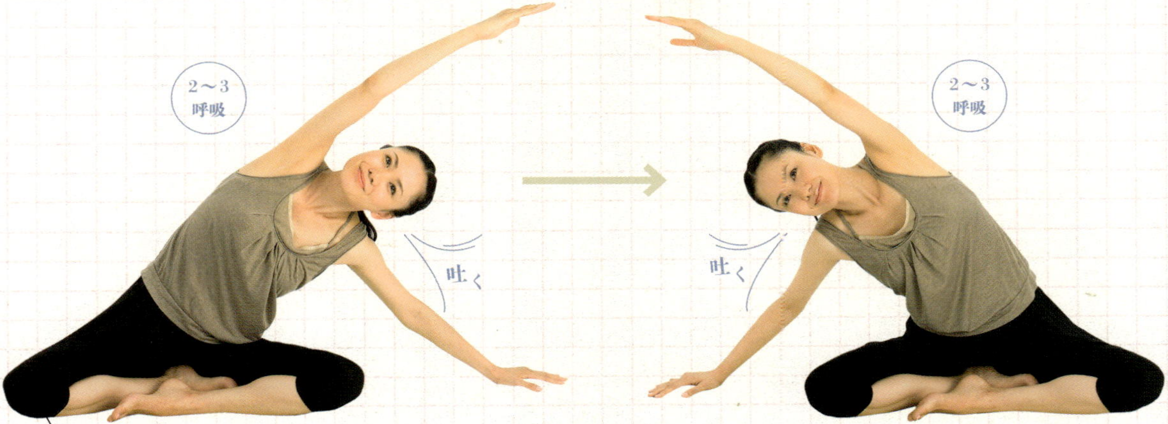
2〜3
呼吸
吐く
吐く
2〜3
呼吸

腕を上げたほうの座骨が
床から離れないように
しっかりつける

4 前後に上体を倒す

息を吐きながら上体を前に倒して背中、太ももの外側、わきを伸ばし、2〜3呼吸する。息を吸いながら上体を戻して両腕を後ろにつき、胸を開いて2〜3呼吸する。足を組み替えて同様に行う。

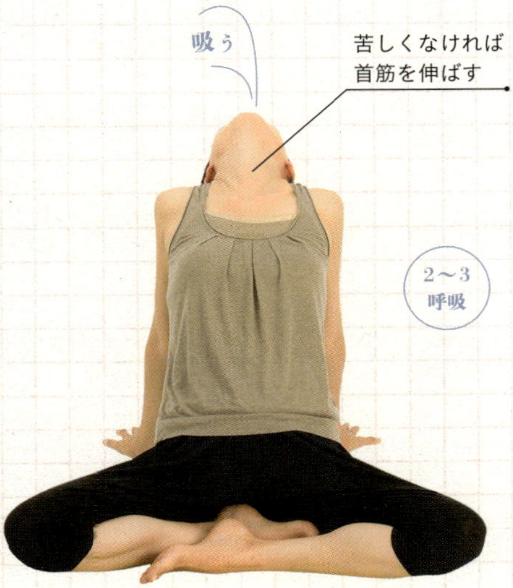
吸う
苦しくなければ
首筋を伸ばす
2〜3
呼吸

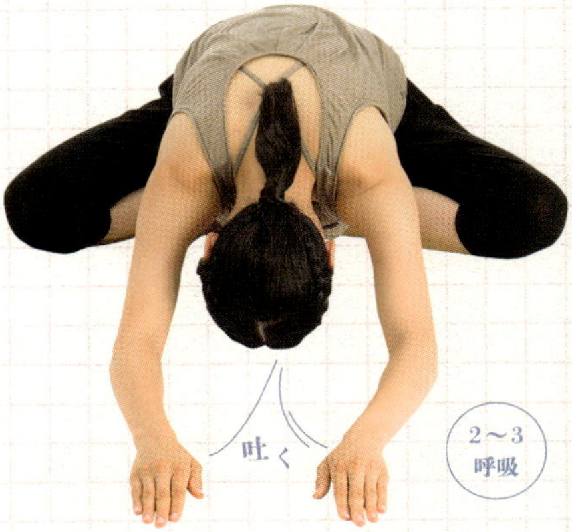
吐く
2〜3
呼吸

排卵期、黄体期におすすめのウォームアップ

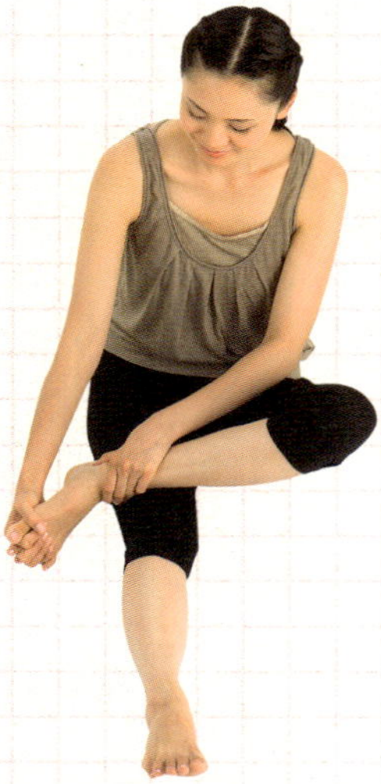

妊娠に備えて水分を溜め、むくみがちなこの時期。むくみはとりたいけれど、特に着床の時期にあたる黄体期は激しい運動は控えるようにしたいもの。
からだに強い負担を与えず、マッサージなどの軽い刺激でリンパや血液の流れを活発にすることで、むくみを緩和し、全身をあたためましょう。

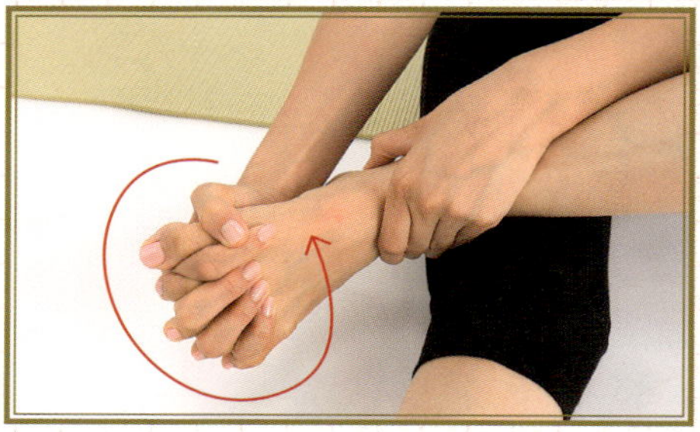

1 足首を回す

左足を右足の太ももの上にのせ、右手と左足の指を握手させて足首を左回り、右回りに5〜10周ずつ回す。

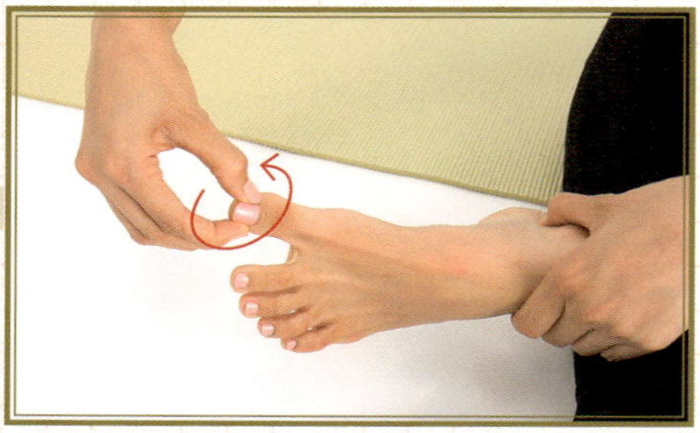

2 足の指を引っ張る

左足の親指の爪のわきを、右手の親指と人差し指でつまんで、押すように刺激しながら引っ張り、大きく左回り、右回りに5〜10周ずつ回す。ほかの指も同様に行う。

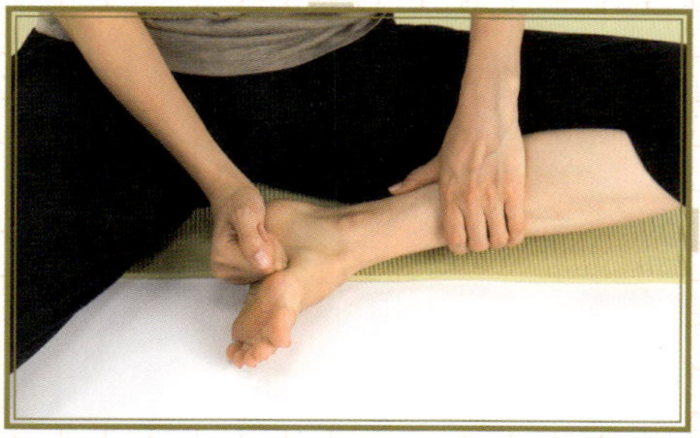

3 足裏をたたく

左足を床におろし、右手でげんこつをつくって、左の足裏を10回たたく。

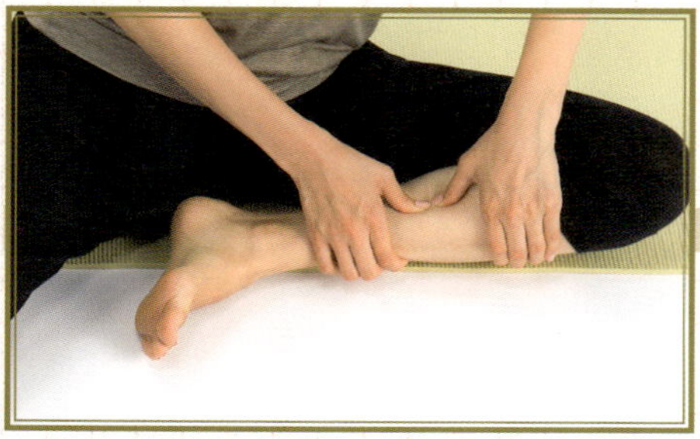

4 足首からすねを指圧する

両手の親指で、左足のすねを骨の手前のラインにそって、足首からひざに向かってゆっくり押す。

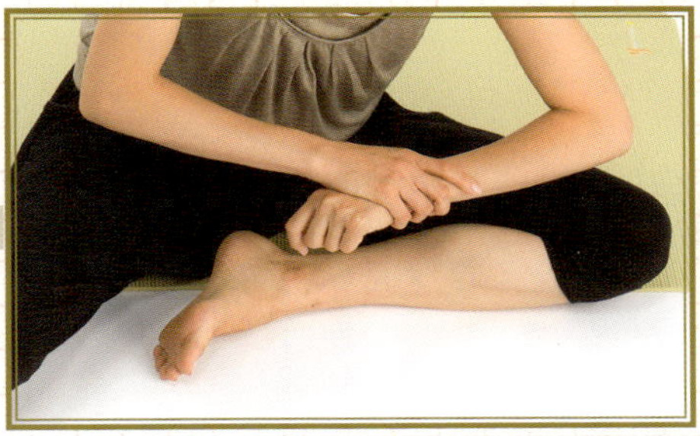

5 太ももの内側をマッサージする

左腕を左太ももの中央に置いて右手で左手首をつかみ、上体を少し前に倒して体重をかける。左太ももの内側のリンパを刺激するように、左腕を徐々に付け根のほうへ移動させながら太ももをゆっくりマッサージする。

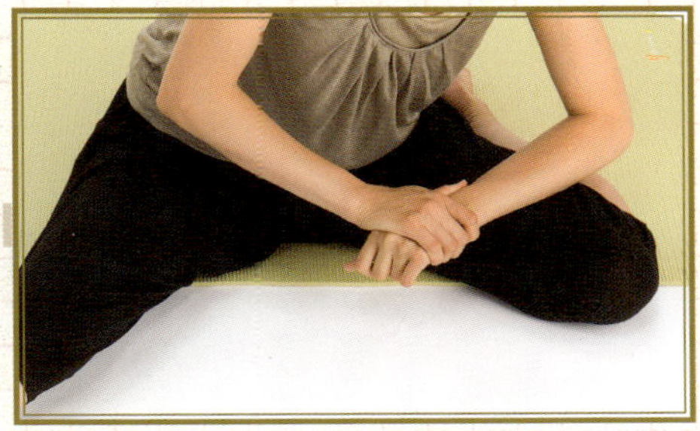

6 太ももの外側をマッサージする

左足を外側に曲げ、今度は左太ももの外側のリンパを刺激するように、*5*と司じ要領で左腕で太ももをゆっくりマッサージする。

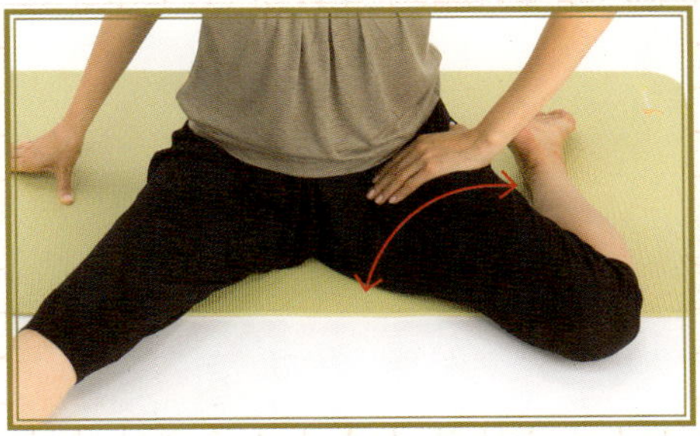

7 足の付け根を擦る

左手の親指と人差し指を広げて、左太ももの付け根に当て、左手をスライドさせながらやさしく擦る。

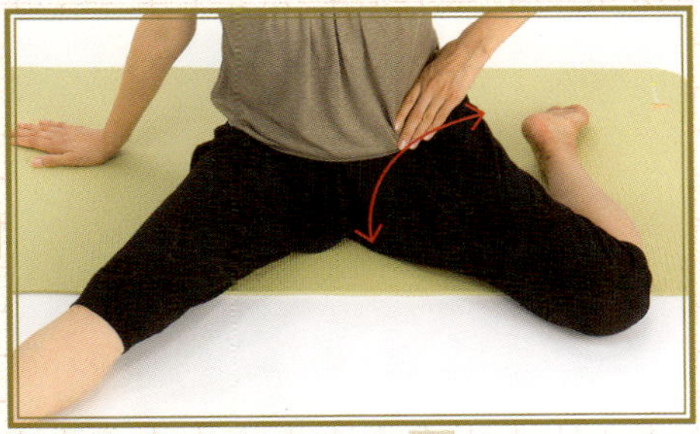

8 骨盤の上部を擦る

左手の親指と人差し指を広げて左側のウエストに当て、スライドさせながら軽く擦る。

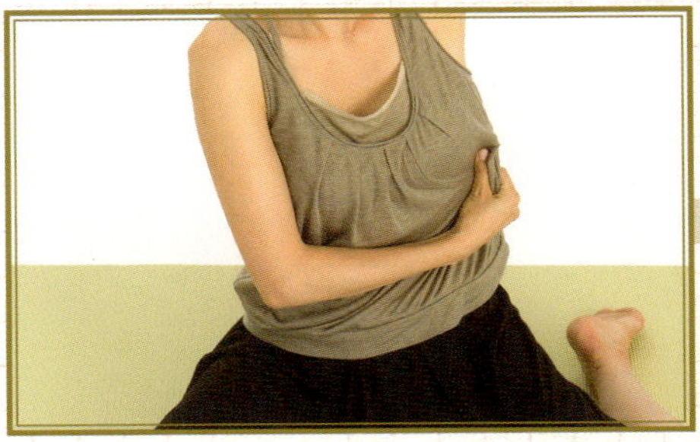

9 体側を揉む

右手で左側のウエストの皮膚をはがすようにつまむ。右手を少しずつ移動させ、わきの下を通り、二の腕まで行う。

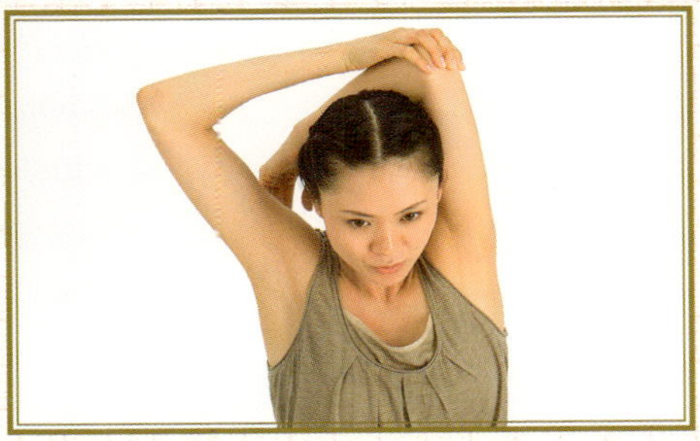

10 肩をストレッチする

息を吐きながら頭上で左ひじを右手で右に引き寄せ、2〜3呼吸する。手足を入れ替えて*1*〜*10*を同様に行う。

移行のストレッチ

Aのヨガから B のヨガへ切り替わるサインを、からだ全体に送るためのストレッチです。
Aのヨガで伸ばした筋肉や関節をゆるめ、からだをニュートラルな状態にリセットすることで、
Bのヨガへの移行がスムーズになります。

1 あお向けになり ひざを立てる

あお向けになり、両足を腰幅に開いてひざを立てる。両腕は自然に開いてからだの横に置き、てのひらを床につける。息を吸う。

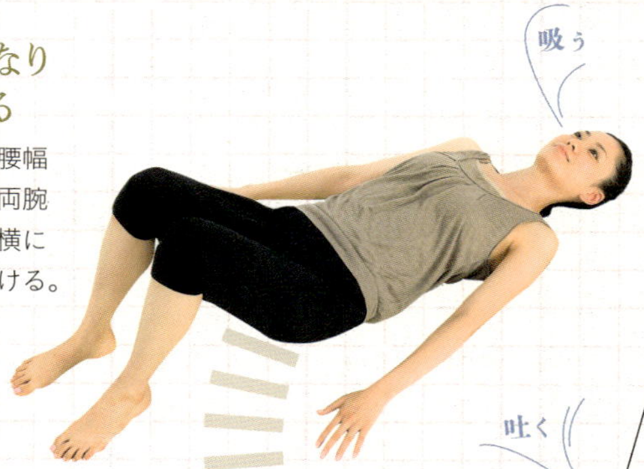
吸う

2 ひざを 左右に倒す

息を吐きながら両ひざを右側に倒し、息を吸いながら*1*の状態に戻す。同様に息を吐きながら今度は左側に倒し、息を吸いながら*1*の状態に戻す。これを5回繰り返す。

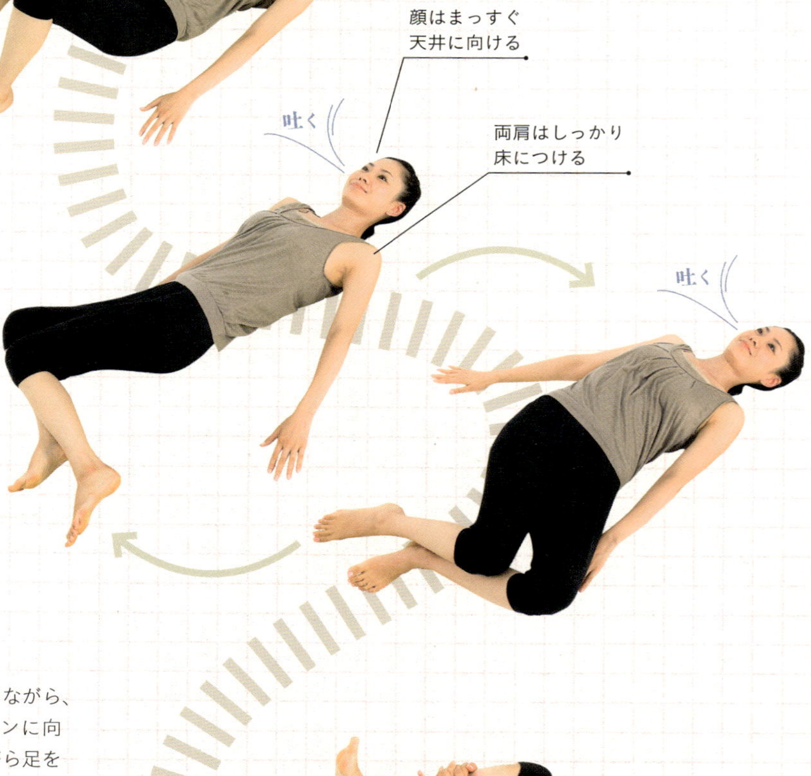
顔はまっすぐ
天井に向ける
吐く
両肩はしっかり
床につける
吐く

3 ひざを抱えて 引き寄せる

左足はまっすぐ伸ばす。息を吐きながら、右ひざをからだのセンターラインに向かって引き寄せる。息を吸いながら足を戻し、反対側も同様に行う。これを1～2回繰り返す。

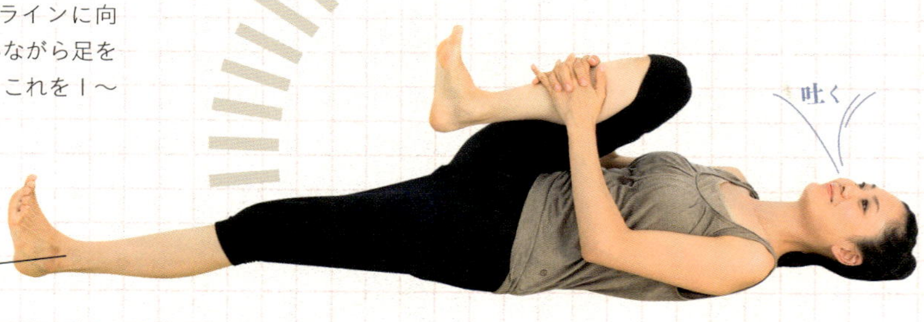
吐く
両足首は曲げて
ふくらはぎを伸ばす

クールダウン

ヨガによって刺激を受けたからだは、しっかり休ませて疲労を残さないことが大切です。
また、ウォームアップ同様、ポーズの効能をからだに浸み込ませる役割もあります。
面倒がらず、最後に必ず行うようにしましょう。疲れたときのポーズとしてもおすすめです。

用意するもの

- タイマー
- ボルスター
- ブランケット

5分

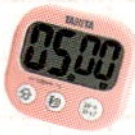

1 あお向けになり、5分静かに呼吸する

タイマーを5分にセットする。あお向けに寝て、ひざ裏にボルスター、足の下にブランケットがくるように位置を調整する。両腕は自然に開いて床に置き、てのひらを天井に向ける。からだが冷えてしまう場合は、ブランケットをかける。目を閉じて静かに5分、呼吸する。

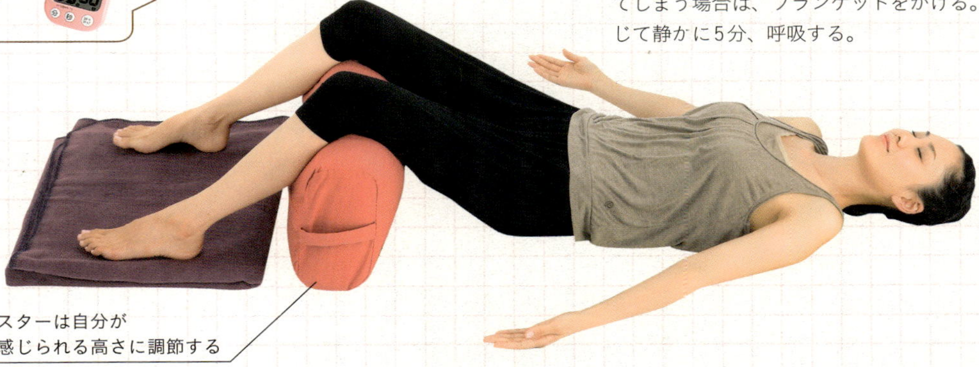

ボルスターは自分が
楽に感じられる高さに調節する

もっと手軽なクールダウン
リラックスのポーズ

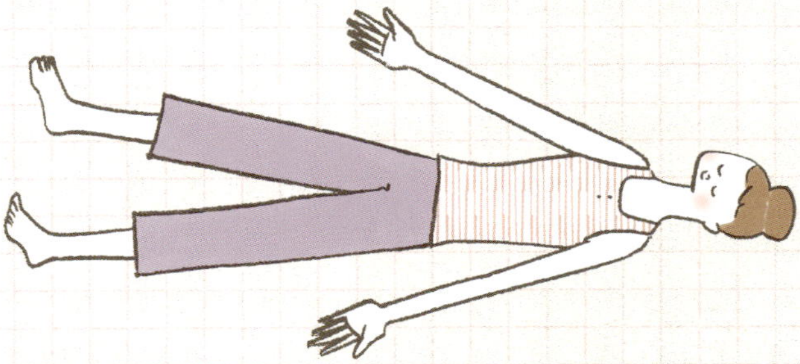

からだに全く負荷をかけない、もっとも基本のリラックスポーズです。まず、あお向けになり、足を腰幅より広く開きます。両腕はからだから少し離し、てのひらは上向きでも下向きでもよいので楽に床に置きます。全身の力を抜き、目を閉じて静かに5〜10分自然呼吸を繰り返します。一つのポーズが終わり次のヨガのポーズに移る前に、呼吸を整えるために行ってもよいでしょう。

月経周期別のポーズ ①

月経期に行うポーズ

月経期は、子宮を収縮させ、
経血をすっきり排出することが大切です。
骨盤をゆるめたり、お腹まわりをあたためたりして、
骨盤内の血流をよくしましょう。
一方、卵巣では、
次の妊娠に向けて原始卵胞が成長を始める
“妊娠の準備期間”を迎えます。

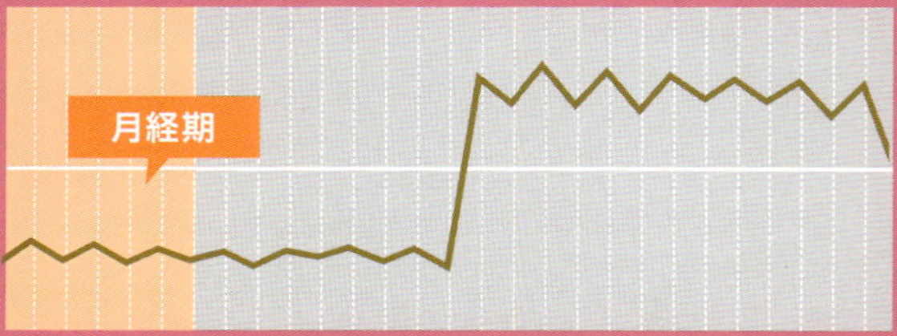

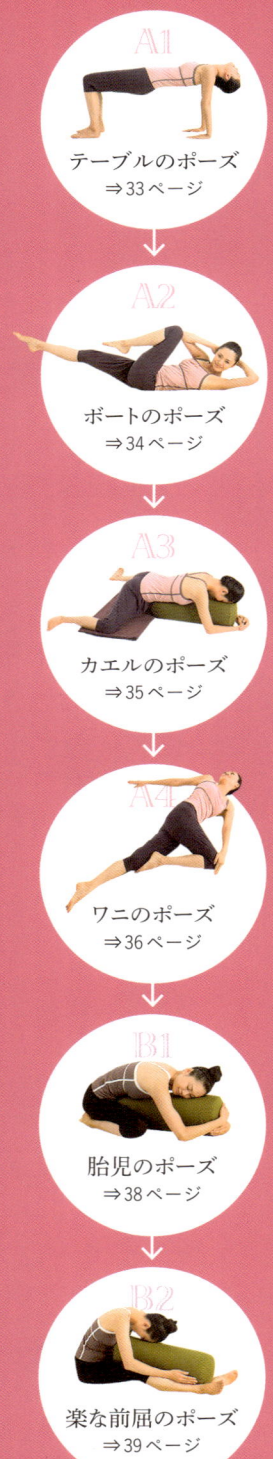

A1

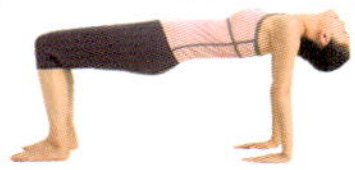

テーブルのポーズ
⇒33ページ

↓

A2

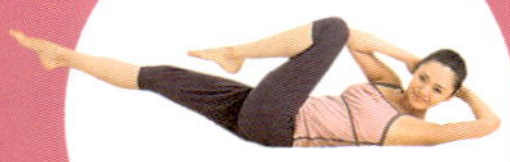

ボートのポーズ
⇒34ページ

↓

A3

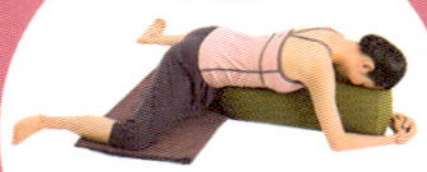

カエルのポーズ
⇒35ページ

↓

A4

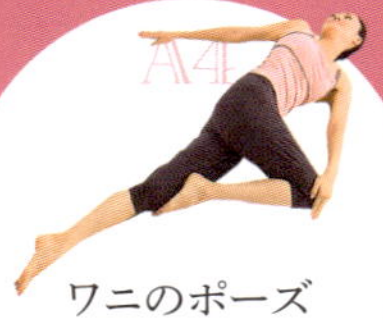

ワニのポーズ
⇒36ページ

↓

B1

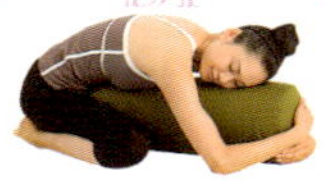

胎児のポーズ
⇒38ページ

↓

B2

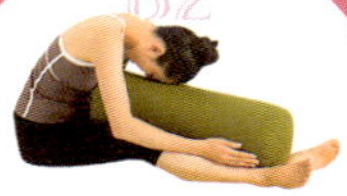

楽な前屈のポーズ
⇒39ページ

月経期

A1

からだの中心軸をまっすぐにして、生殖器の働きを活性化

テーブルのポーズ

ホルモンの分泌を高める効果が期待できるポーズです。
からだに1本の軸がまっすぐ通っているイメージで行いましょう。

1 ひざを立てて座り、両腕を後ろにつく

ひざを立てて床に座り、両足は腰幅に開き、てのひらはお尻から20cmくらい後ろにつく。息を吐く。

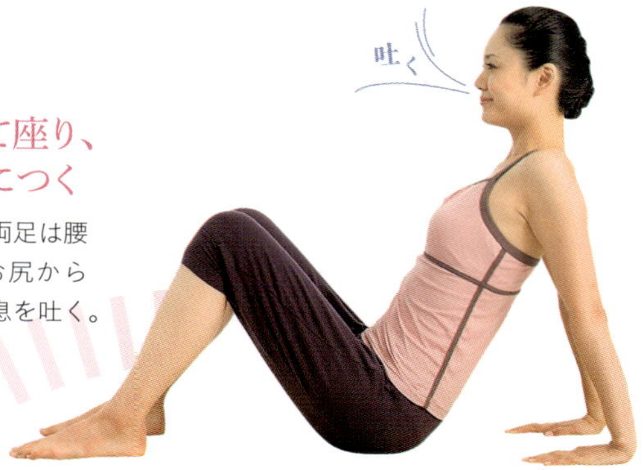
吐く
指先はからだのほうへ向ける

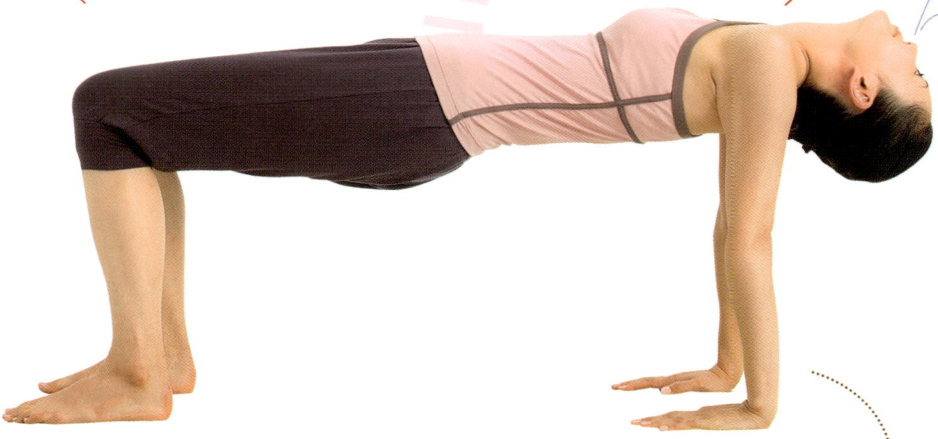
肩からひざまでを一直線にする
吸う
5呼吸

2 お尻を持ち上げ、からだを一直線にする

息を吸いながらお尻をゆっくり持ち上げ、肩からひざまでを床と平行にする。てのひらとかかとで踏む込むようにして足の付け根を伸ばし、5呼吸する。苦しければ頭は後ろに倒さなくてもOK。

✕ 首が無理に後ろに曲がり、ひざが外側に開いている

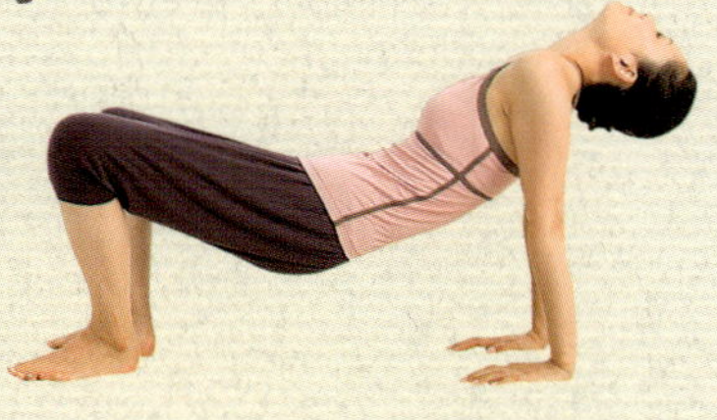

月経期

A2

お腹に力をつけて月経期を快適に！

ボートのポーズ

月経をスムーズにするためには、下腹部に力をつけることも大切。
丹田を意識して、お腹にエネルギーを集める気持ちで行いましょう。

1 あお向けになり、ひざを立てる

あお向けになり、両足を腰幅に開いてひざを立て、両手は頭の下で組む。息を吸う。

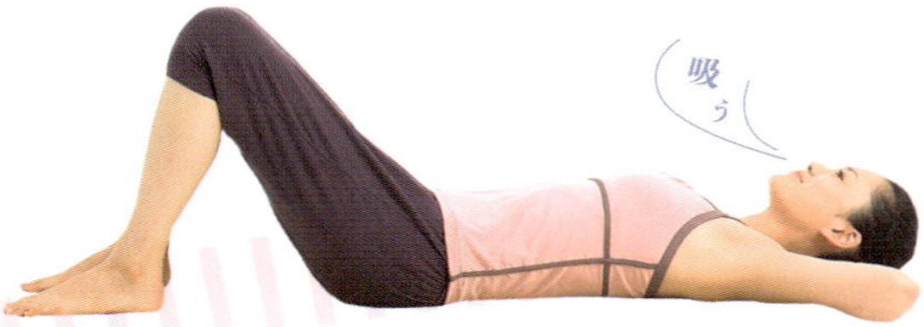

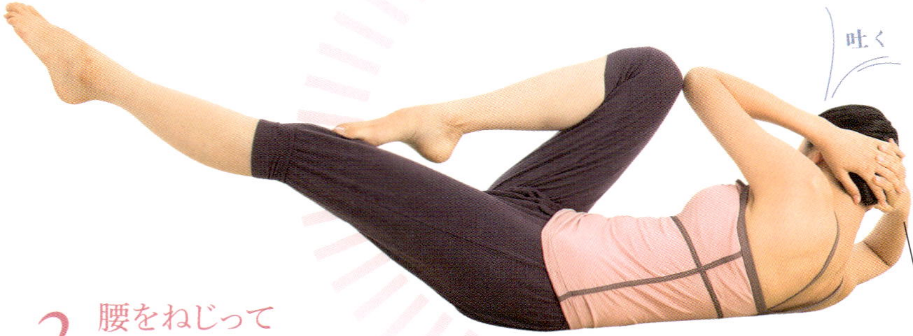

腕の力で頭を持ち上げない

2 腰をねじってひじとひざをつける

息を吐きながら腹筋を使って上体を起こし、腰をねじって左ひじを右ひざにつける。同時に左足はまっすぐ伸ばす。息を吸いながら*1*に戻り、息を吐きながら手足を入れ替えて、同様に行う。これを交互に５回ずつ行う。

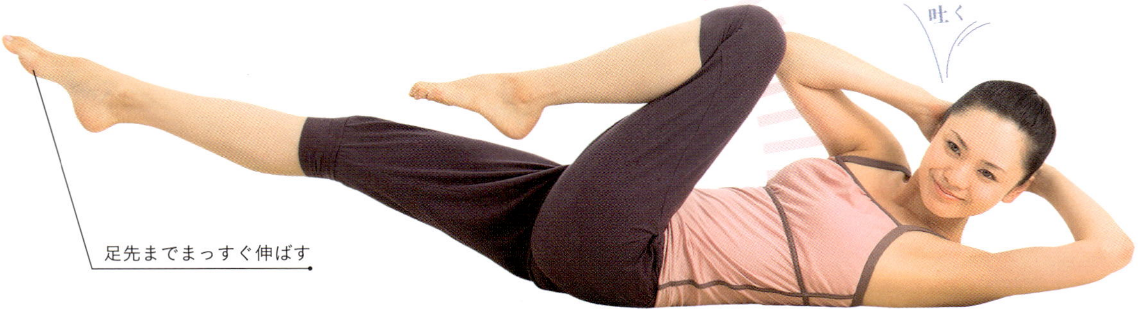

足先までまっすぐ伸ばす

月経期
A3

股関節をゆるめて骨盤内にきれいな血液を供給

カエルのポーズ

骨盤内の血液を浄化し、卵巣や子宮の働きを活発にします。
股関節がかたい人は、無理をせず、ひざを少しずつ開くようにしましょう。

用意するもの

- ボルスター
- ブランケット

1 ボルスターを置き、両手、両ひざを床につく

ひざをつく位置にブランケットを敷き、ボルスターを縦に置く。ボルスターが両腕の間にくるように、両手、両ひざを床につき、息を吸う。

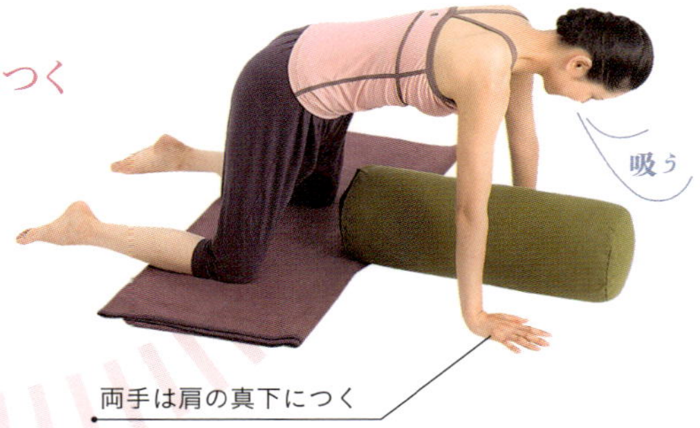
吸う
両手は肩の真下につく

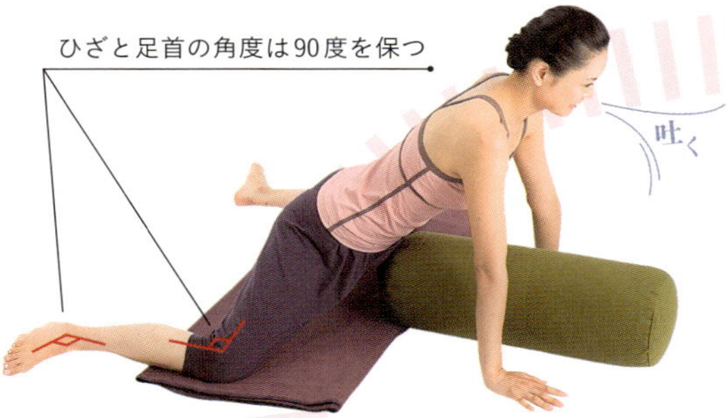
ひざと足首の角度は90度を保つ
吐く

2 ひざを外側に開いていく

息を吐きながら両ひざを外側に開いていき、お腹をボルスターに近づけながら股関節を開いていく。このとき、反り腰にならないように上体を保つ。

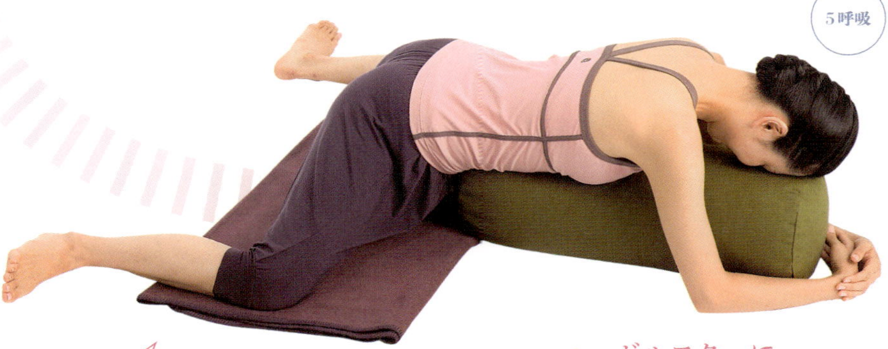
5呼吸

3 ボルスターにもたれる

気持ちいいと感じるところまでひざを開いたら、ボルスターにもたれ、5呼吸する。

これもOK

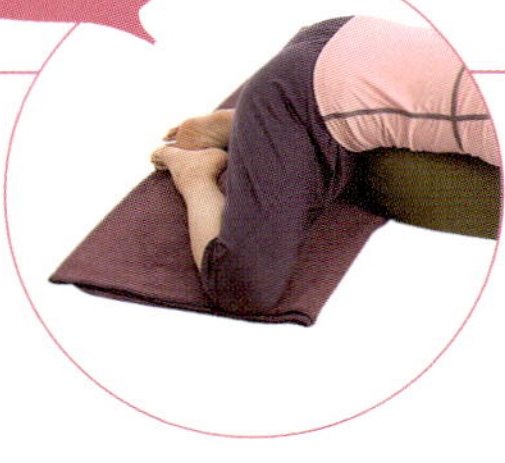

骨格の形により、太ももの内側に伸びが感じられない場合は、足裏を合わせるように近づける。自分が気持ちいいと感じる程度まででOK。

月経期

A4

血液の流れがよくなり、経血をすっきり排出

ワニのポーズ

腰を大きくねじることで、腎臓と肝臓を刺激し、血液を浄化します。
経血をすっきり出してデトックスしたい月経後期には、特におすすめのポーズです。

1 あお向けになる

あお向けになり、両腕は自然に開いて、てのひらを床に向ける。からだと両足はまっすぐ伸ばす。

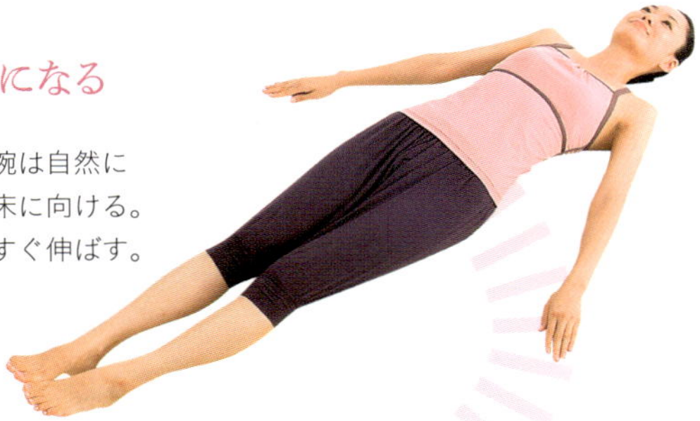

2 右足を左ひざに軽くつける

息を吸いながら、右ひざを曲げて足裏を左ひざに軽くつけ、左手を右ひざに添える。

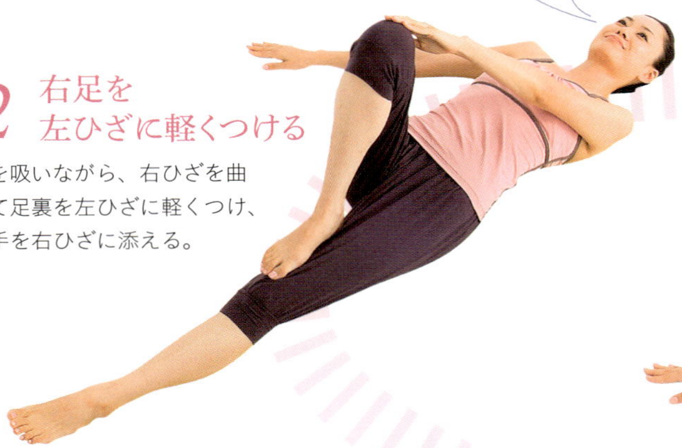

吸う

3 右ひざを左に倒す

息を吐きながら、腰をねじって右ひざを左に倒し、顔を右へ向けて５呼吸する。このとき、右肩は呼吸に合わせながら床に近づける。足を入れ替えて*1*～*3*を同様に行う。

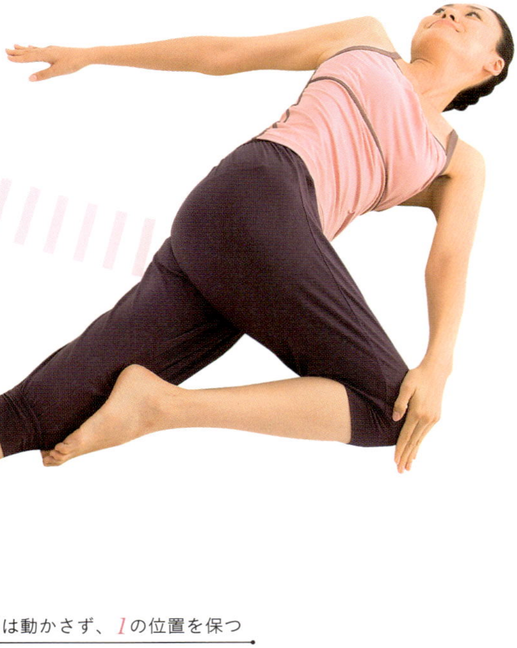

顔は倒した足と反対側へ向ける
5呼吸
吐く
右足は動かさず、1の位置を保つ

＋αのお悩み解決ヨガ 1

太ももの内側の緊張をほぐして、つらい痛みを緩和

月経痛に効くヨガ

親指のポーズ

月経中は子宮が収縮して痛みが発生します。
太ももを大きく動かして骨盤を開きやすくしましょう。

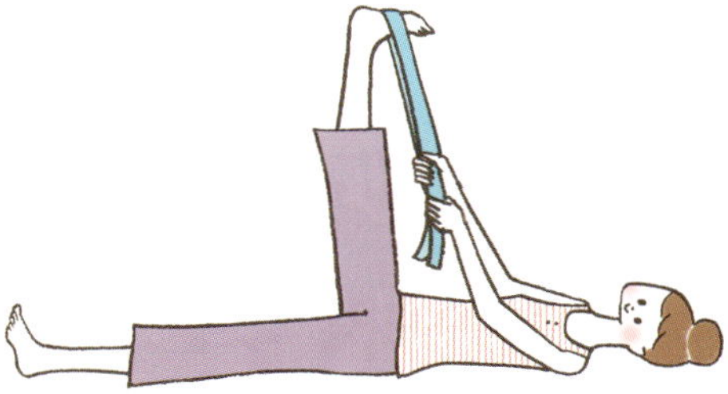

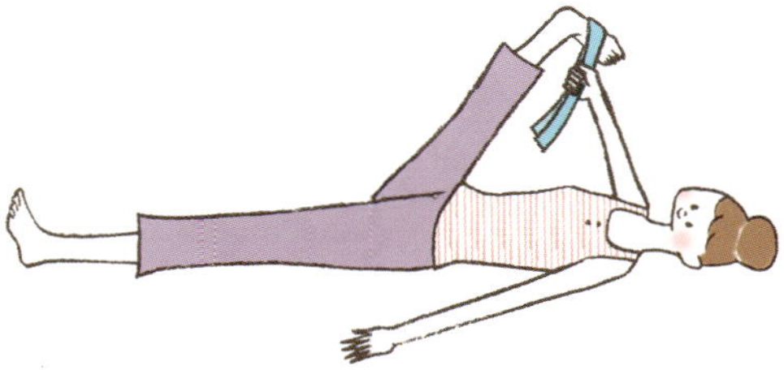

1 足裏にストラップをかける

足裏にストラップ(またはタオル)をかけてあお向けになり、右足のかかとを天井に上げる。息を吸いながら両腕でストラップを胸のほうに引く。ストラップの長さは、ひざが曲がらず、足の後ろ側全体に伸びを感じられる長さに調節する。

2 足を右に倒し、5呼吸する

足を伸ばしたまま、左腕を床に置く。息を吐きながら右足を右に倒し、5呼吸する。このとき、足の後ろ側全体(とくに太もも)に伸びを感じ続けられるよう、ストラップを引く力を調節する。反対側も*1*～*2*を同様に行う。

かめのポーズ

背骨、股関節、腰を伸ばすと自律神経が活性化。神経伝達が正常になるとホルモンバランスが整い、月経痛が緩和します。

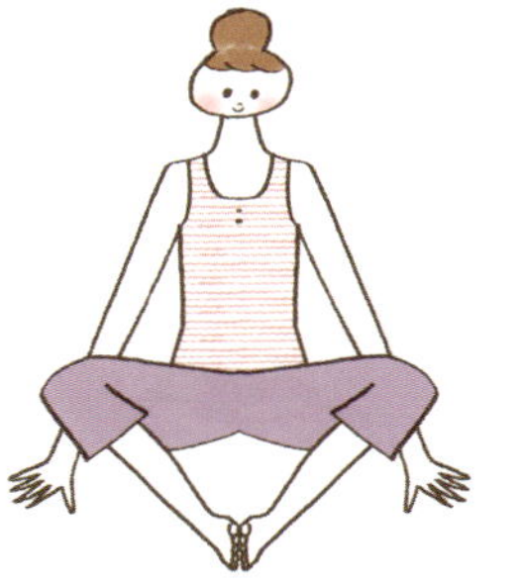

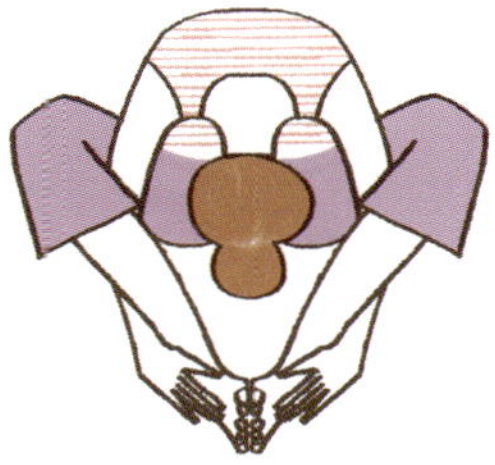

1 足裏を合わせてひざを外に開いて座る

床に座って足裏を合わせ、ひざをゆるめてダイヤ形をつくる。両腕は肩の力を抜いて床におろし、息を吸う。

2 上体を前に倒して丸くなり、5呼吸する

両腕をひざの下にくぐらせて両手を足の甲に添え、息を吐きながら上体を倒す。おへそをのぞき込むようにして土踏まずに頭を近づけ、5呼吸する。

月経期

B1

胎児のように丸くなって子宮をじんわりあたためる

胎児のポーズ

ボルスターに上体を預けて、リラックスしましょう。
子宮があたたかくなっていくようすをイメージしながら、呼吸を繰り返して。

用意するもの

- タイマー
- ボルスター

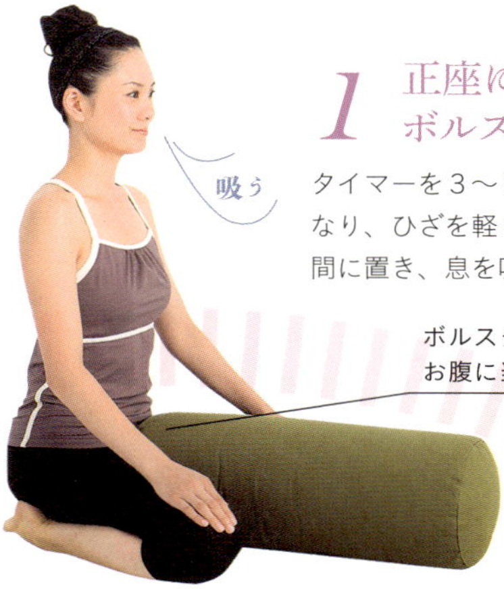

1 正座になり、両足の間にボルスターを置く

タイマーを3〜5分にセットする。正座になり、ひざを軽く開いてボルスターを足の間に置き、息を吸う。

ボルスターは
お腹に当たる位置に置く

2 上体を倒して3〜5分、静かに呼吸する

息を吐きながら上体を前に倒し、ボルスターに片側の頬をつける。ボルスターに上体を預けて目を閉じ、3〜5分静かに呼吸する。途中、顔の向きを変え、左右の首筋の圧迫をなくす。

3〜5分

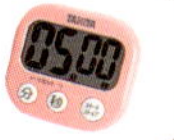

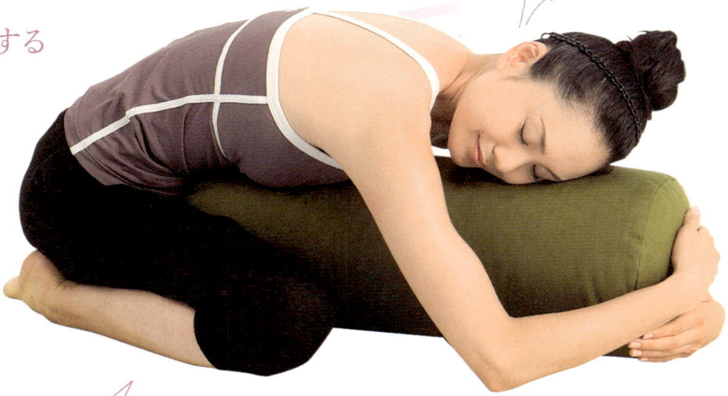

これもOK

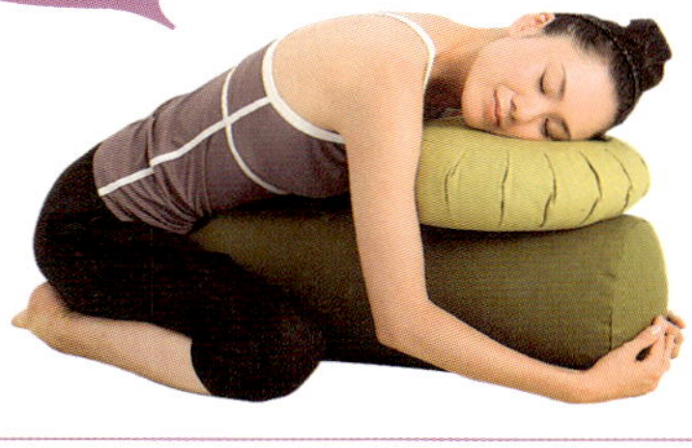

頬がボルスターに楽につかない場合は、ボルスターの上にクッションや折りたたんだブランケットなどをのせて、楽に上体が倒せる高さに調節する。

月経期
B2

頭を内側に向けて、脳を落ち着かせる

楽な前屈のポーズ

からだを前に倒して、頭を内側に向けるこの体勢は、
意識が自然と内側に向き、こころが落ち着いて穏やかになります。

用意するもの

- タイマー
- ボルスター

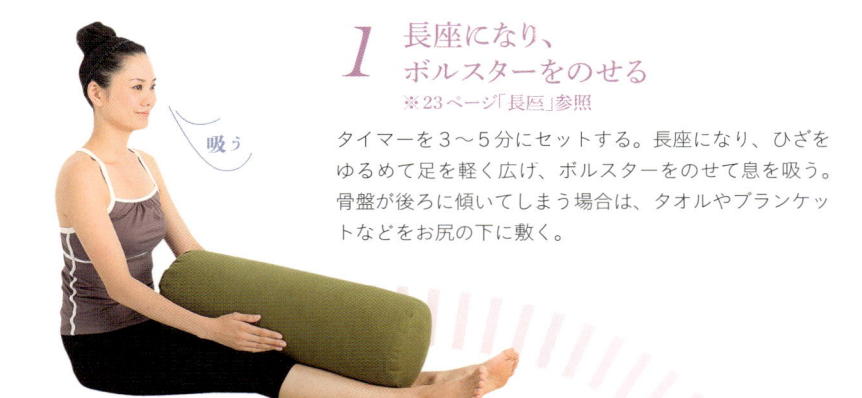

1 長座になり、ボルスターをのせる

※23ページ「長座」参照

タイマーを3～5分にセットする。長座になり、ひざをゆるめて足を軽く広げ、ボルスターをのせて息を吸う。骨盤が後ろに傾いてしまう場合は、タオルやブランケットなどをお尻の下に敷く。

2 上体を倒して3～5分、静かに呼吸する

息を吐きながら上体をゆっくり前に倒し、ボルスターに胸とおでこをつける。ボルスターに上体を預けて目を閉じ、3～5分静かに呼吸する。

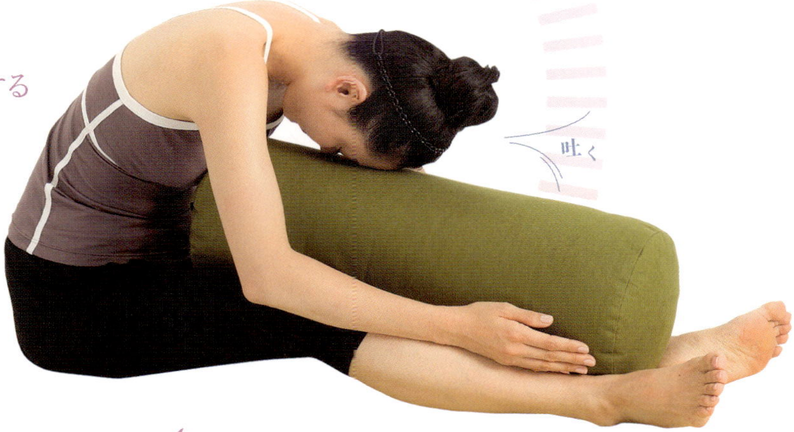

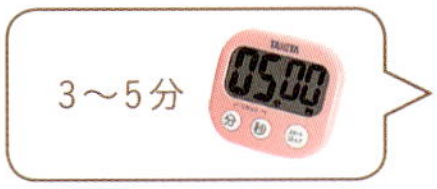

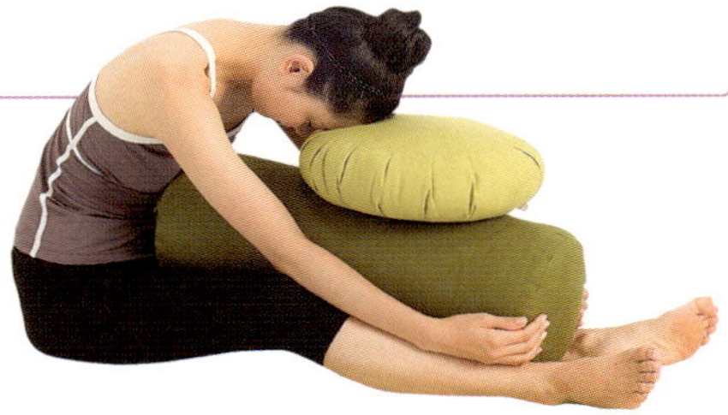

これも OK

おでこがボルスターに楽につかない場合は、ボルスターの上にクッションや折りたたんだブランケットなどをのせて、楽に上体が倒せる高さに調節する。

column

妊娠しやすいからだをつくる栄養と食事

私たちのからだは、食べたものからつくられています。毎日の食事を見直して、
赤ちゃんがあなたのところにきてくれるようなからだづくりを目指しましょう。

監修／管理栄養士　嶋﨑淳子

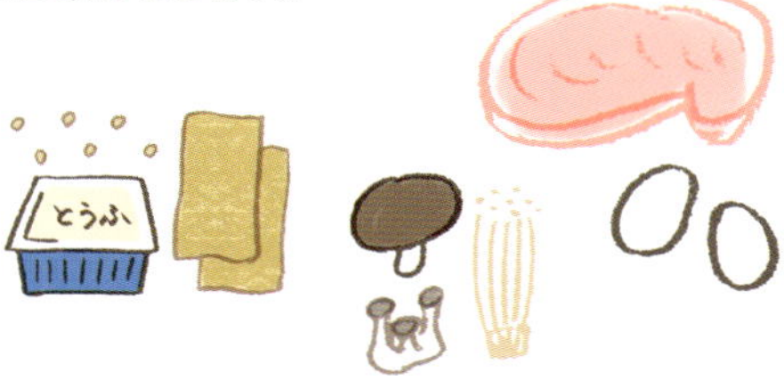

いろいろな食品をバランスよく適量食べることが大切

赤ちゃんを迎えるには、健康なからだづくりが欠かせません。まずは、毎日の食事の内容を見直してみましょう。

私たちがふだん口にしている食品は、それぞれに個性があり、異なる栄養素や性質を持っています。これさえ食べていれば大丈夫、という魔法のような食品は存在しません。ですから、からだによいからといって特定の食品を食べ過ぎたり、反対に、特定の食品を極端に避けたりするのはＮＧ。

いろいろな食品をバランスよく適量とる。基本的なことですが、これこそが、健康なからだをつくる秘訣なのです。

アルコールやタバコは?

アルコールは、血行をよくするほか、気持ちをリラックスさせるなどのメリットがあるので、適度に楽しむのはよいでしょう。ただし、飲み過ぎると、不妊の原因になることもあるので注意が必要です。喫煙は、卵巣や卵子、精子によくない影響を与えることがあるので、控えることをおすすめします。

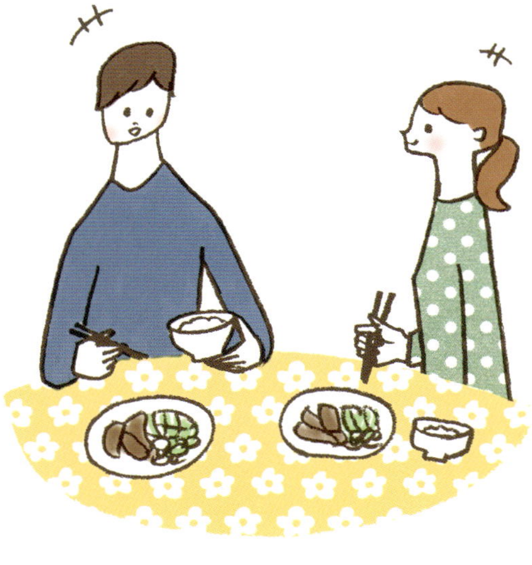

旬の食材から、目に見えない自然のパワーをいただく

ヨガには、からだの気の流れを整え、よい気を全身にめぐらせるという効能がありますが、実は食材にも気があります。特に旬のものや新鮮な食材にはよい気が溢れています。栄養素だけではなく、目に見えない自然からのパワーをいただき、からだの中から健康になりましょう。

また、自律神経の乱れは、不妊を招くこともあります。せっかくヨガで整えた自律神経を乱さないように、遅い時間の飲食や不規則な食事などは、できるだけ避けるようにしましょう。アルコールやお菓子のとり過ぎも、自律神経を乱す原因になるので注意が必要です。

妊娠に大切な栄養素

葉　酸

胎児が正常に発育するのに重要なビタミンです。妊娠の１か月以上前から、１日に0.4mg摂取することが望ましいとされています。ふだんから、緑黄色野菜を積極的にとるように心がけましょう。

●多く含む食材　レバー、菜の花、ブロッコリー、ほうれん草など

亜　鉛

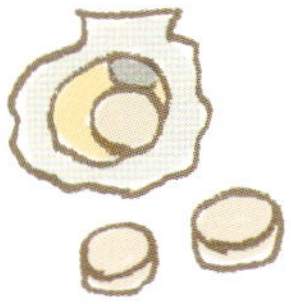

男性の前立腺や精子に多く存在し、特に精子尾部の形成に不可欠な栄養素です。不足すると、精子の数が減少したり、運動性が低下したりすることもあるといわれています。

●多く含む食材　かき、牛肉、豚レバー、納豆、ホタテなど

ビタミンE

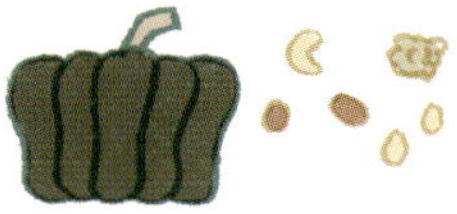

「トコフェロール」ともいい、「子どもを産む力を与える」という意味があります。強い抗酸化力を持ち、細胞の老化を防ぎます。植物油や種実類に多く含まれますが、酸化しやすいので扱いに注意が必要。

●多く含む食材　ナッツ、植物油、かぼちゃ、鰻、モロヘイヤなど

その他

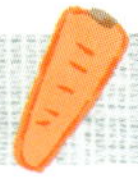

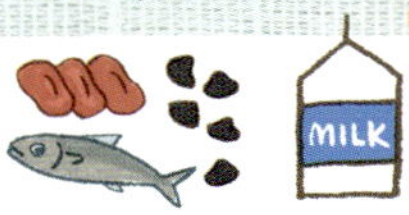

鉄分やカルシウムも、妊娠力を高める上で重要な栄養素。その他、良質なたんぱく質や脂質、各種ビタミン、ミネラルなど、大切な栄養素はたくさんあります。適量の穀物、肉、魚、卵、大豆製品、乳製品、果物をとりつつ、不足しがちな野菜や海藻類を積極的に食べ、各栄養素を過不足なく摂取できるようにしましょう。

適正体重とエネルギー摂取量を確認しよう

　肥満ややせ過ぎは、妊娠を妨げる要因になるだけでなく、妊娠後のからだや赤ちゃんの成長にも影響を与えることがあります。男性の場合も、精子の質や活動に影響が出ることも。１日1700～2300kcalを摂取し、適正体重（BMI値18.5～25）を維持しましょう。ＢＭＩ値の計算式は下記を参照してください。

BMI値の求め方　＊体重はkg、身長はmで計算します

BMI値＝体重÷（身長×身長）

＊BMI値は18.5～25を保つことが大切です。

肥満ややせ過ぎのリスク

肥満の場合

ホルモンのバランスを崩し、排卵障害などを招くことがあります。妊娠後は妊娠糖尿病や妊娠高血圧症候群になるリスクを高めます。

やせ過ぎの場合

月経不順により妊娠率が低下したり、妊娠後は早産の確率を高めたりすることもあります。さらに、低出生体重児や先天異常などのリスクを伴うことも。

月経周期別のポーズ ❷

卵胞期に行うポーズ

卵巣内では、
卵子のもとになる卵胞が成熟し始めます。
からだをアクティブに動かせる時期なので、
卵胞が元気に育つよう、骨盤を積極的に動かして
卵巣の働きを活性化するようにしましょう。
また、きたるべき排卵に向けて、リラックスしたり、
体内リズムを整えたりすることも大切です。

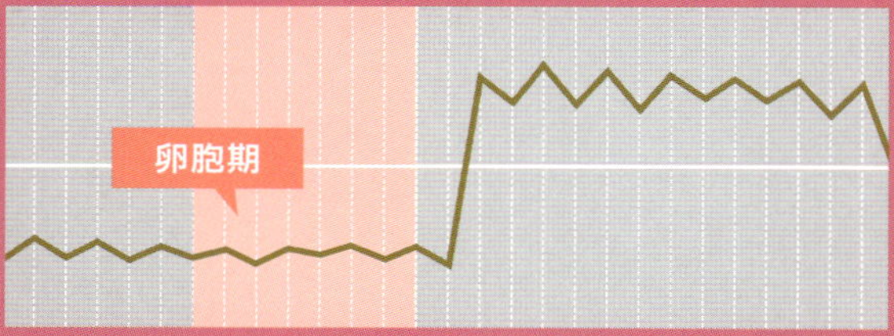

A1

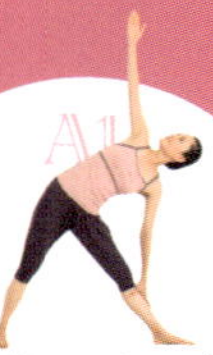

三角のポーズ
⇒43ページ

↓

A2

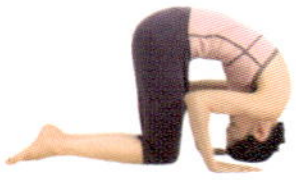

ウサギのポーズ
⇒44ページ

↓

A3

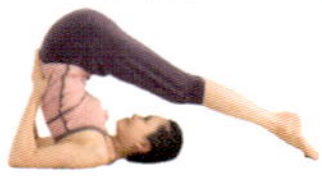

鋤のポーズ
⇒45ページ

↓

A4

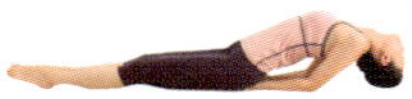

魚のポーズ
⇒46ページ

↓

B1

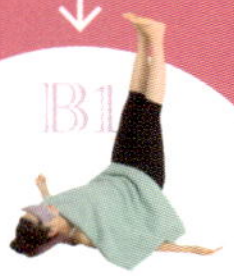

壁に足を上げる
ポーズ
⇒48ページ

↓

B2

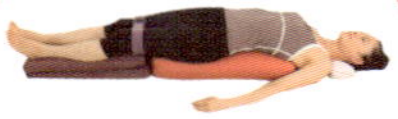

支えのある
肩立ちのポーズ
⇒49ページ

卵胞期

A1

内臓の間のこわばりを修正し、全身の調子を整える

三角のポーズ

上体を左右に倒すことで内臓が正しい位置に戻ります。
それぞれの器官が正常に働き、全身が快調に。

1 足を大きく開いて立つ

両足を1.5mくらいに開いて立ち、左足先は左へ90度、右足先は内側に60度に向ける。両腕は床と平行に左右に上げ、からだの中心軸がまっすぐになるようにして息を吸う。

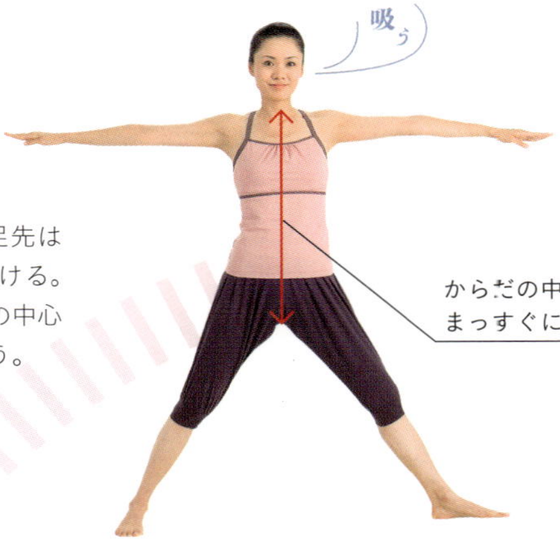
吸う
からだの中心軸は
まっすぐに

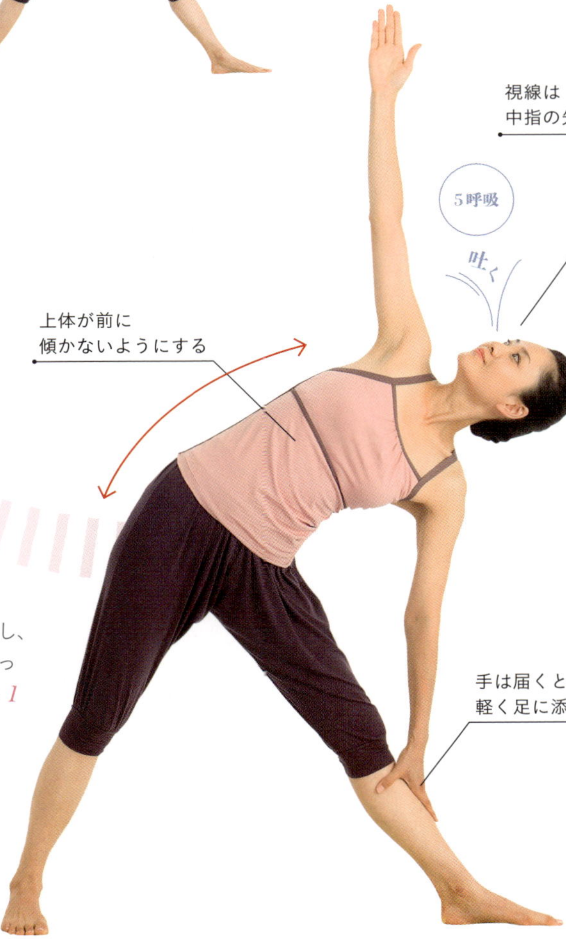
視線は
中指の先へ向ける
5呼吸
吐く
上体が前に
傾かないようにする
手は届くところで
軽く足に添える

2 上体を真横に倒す

息を吐きながら上体を股関節から曲げて左へ倒し、左手を左足に添える。右腕は天井に向かってまっすぐ伸ばし、胸を開いて５呼吸する。反対側も*1*～*2*を同様に行う。

卵胞期

A2

ホルモンの指令を司る、脳の疲労をやわらげる

ウサギのポーズ

脳に疲れを溜め込むと、ホルモンのバランスが崩れ、妊娠を妨げる要因に。
頭のツボを刺激して、疲労やストレスを軽減しましょう。

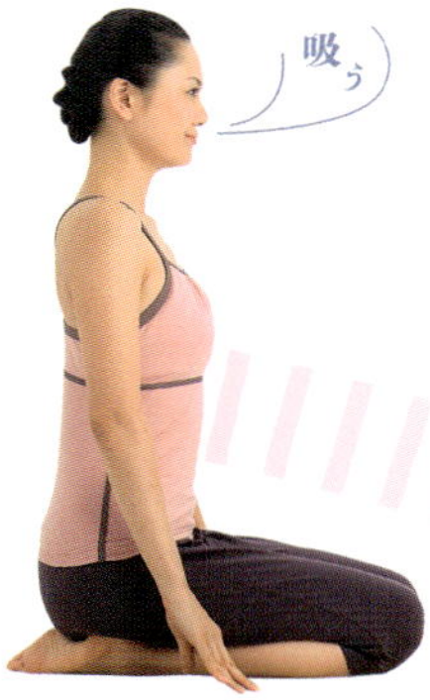
吸う

1 正座する

床に正座し、両腕は自然におろして息を吸う。

2 上体を前に倒しておでこを床につける

てのひらをひざから20～30cm先の床につき、息を吐きながら上体を倒し、おでこを床につける。

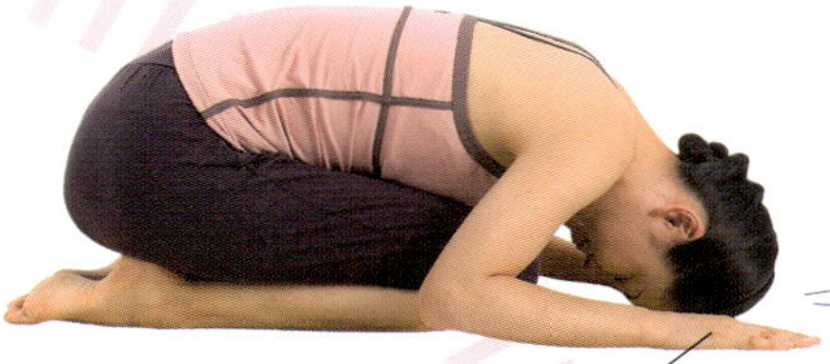
吐く
おでこはてのひらの横の床につける

3 お尻を持ち上げ、頭頂部を床につける

息を吸いながら、お尻を持ち上げてひざ立ちになり、おでこから頭頂部までを床に前後に転がしながら、5呼吸する。

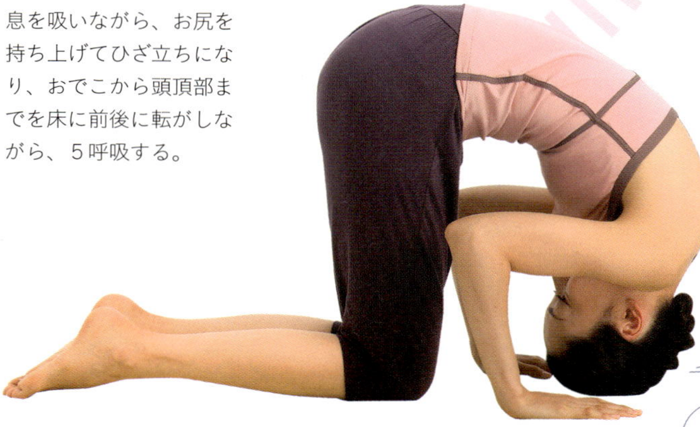
吸う
5呼吸

これにもチャレンジ

背中側で両手を組んで腕を伸ばす

3の姿勢の後、息を吐きながら両手を背中の上で組み、天井に向かってまっすぐ伸ばし、5呼吸する。首から肩甲骨まわりの筋肉が伸びることで、肩凝りの緩和にも有効。

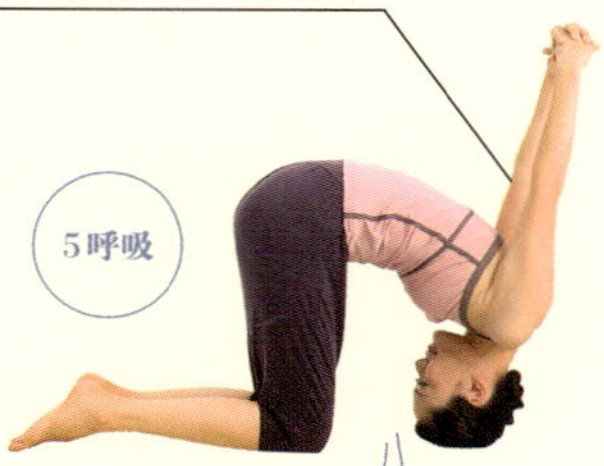
ひじはまっすぐ伸ばす
5呼吸
吐く

卵胞期

A3

下半身の血行がよくなり、若返りの効果も！

鋤のポーズ

全身の血流がよくなるため、子宮や卵巣への血流が増加し、卵子の質の向上が期待できるうれしいポーズです。肩凝り改善にも効果大。

1 あお向けになって両足を上げる

あお向けになり、両腕はてのひらを床に向けてからだの横に置く。息を吸いながら、腹筋を使って足をゆっくり持ち上げる。

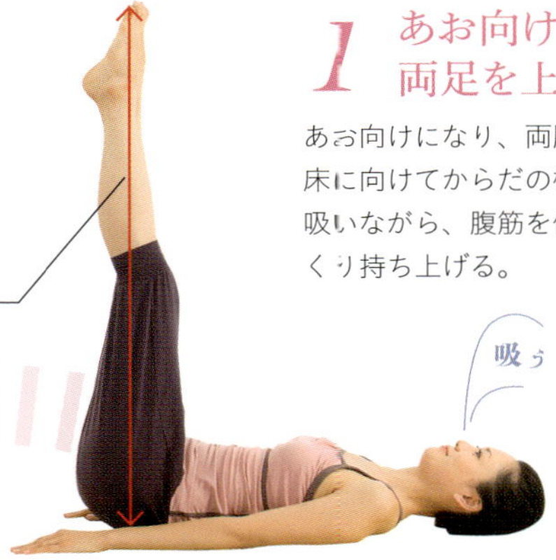

足は床と垂直に持ち上げる

吸う

2 お尻を持ち上げる

息を吐きながらお尻を床から上げ、両手を腰に添えて、つま先を頭の先の床へゆっくりおろす。5呼吸する。

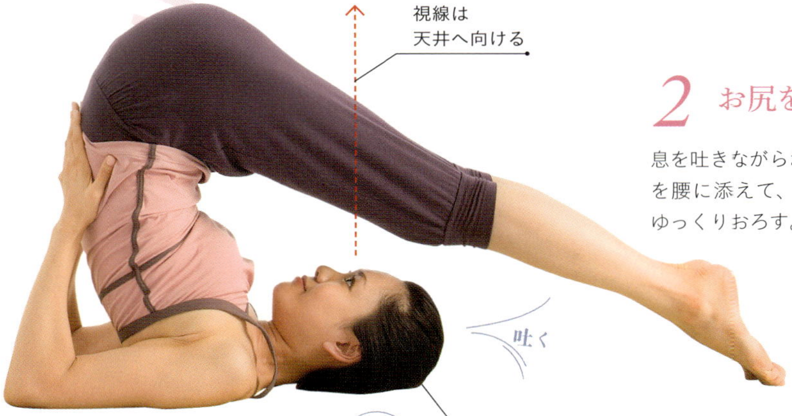

視線は天井へ向ける

吐く

5呼吸

頭を動かすと首を痛めるので、動かさない

これもOK

足先が床につかない場合は、できる範囲でお尻を持ち上げる。両手をしっかり腰に添えて、上体を支える。

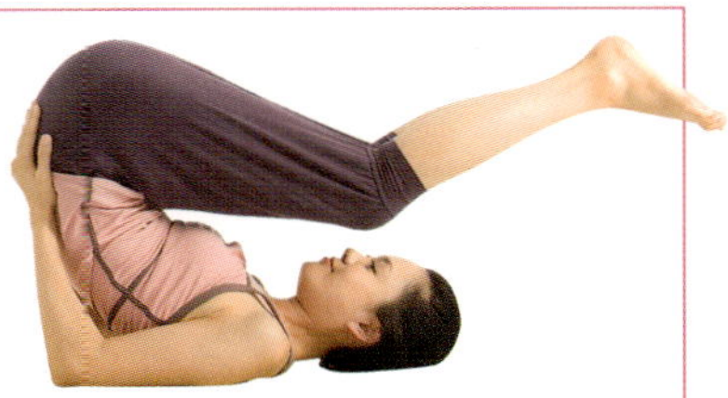

卵胞期

A4

健康な卵子を育てるための豊富な血液を、生殖器に送り込む

魚のポーズ

背骨と仙骨を刺激すると、大量の血液がつくられ、卵巣や子宮にその血液が供給されるので、元気な卵子が育ちます。

1 あお向けになり、両手をお尻の下に置く

あお向けになり、てのひらを床につけてお尻の下に置き、息を吐く。

吐く
てのひらは床に向ける

2 胸を持ち上げ、頭頂部を床につける

息を吸いながらひじを床に押しつけるようにして、背中を反らし、胸を持ち上げる。あごを上げて頭頂部を床につけ、５呼吸する。

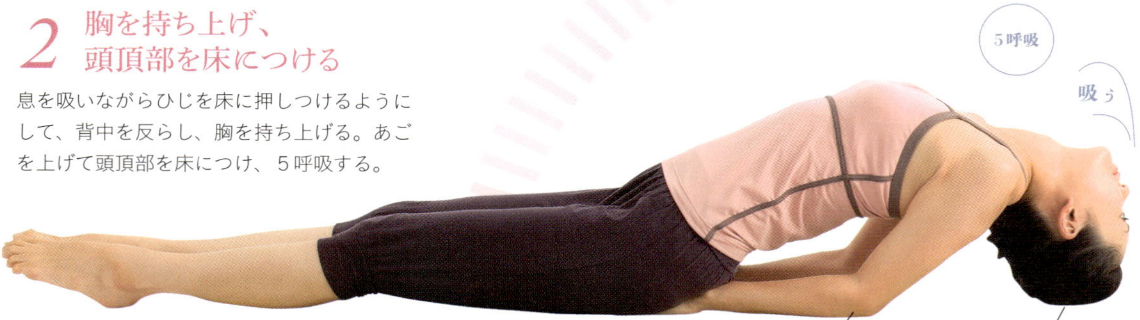
5呼吸
吸う
頭頂部は
軽く床につける

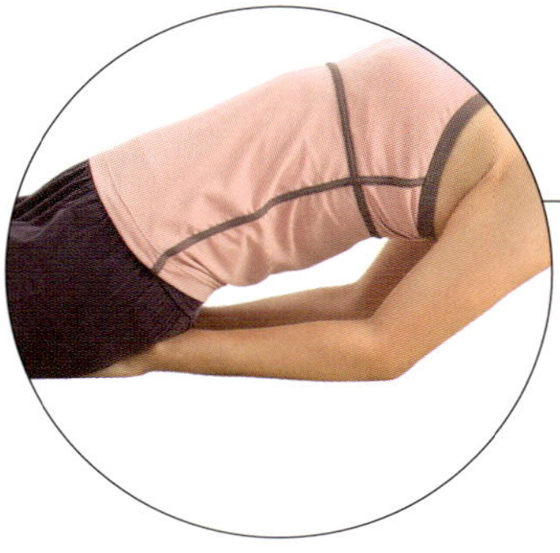
わきを締めて
ひじを床に押しつける

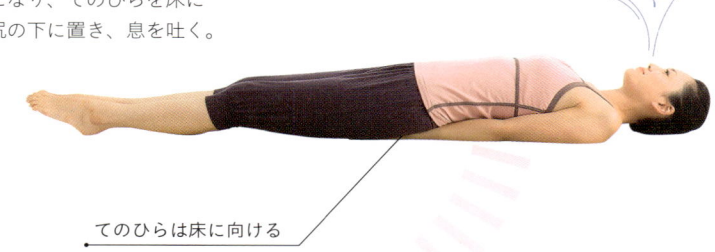

＋αのお悩み解決ヨガ 2

骨盤のゆがみを整えて、からだの中からきれいに

骨盤調整に効くヨガ

牛の顔のポーズ

足を交差させることで、股関節をほぐし、
骨盤の開きを正しく戻します。肩凝りにも効果的。

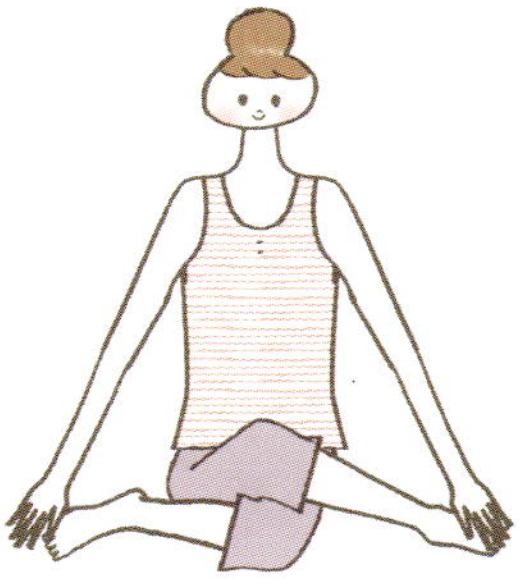

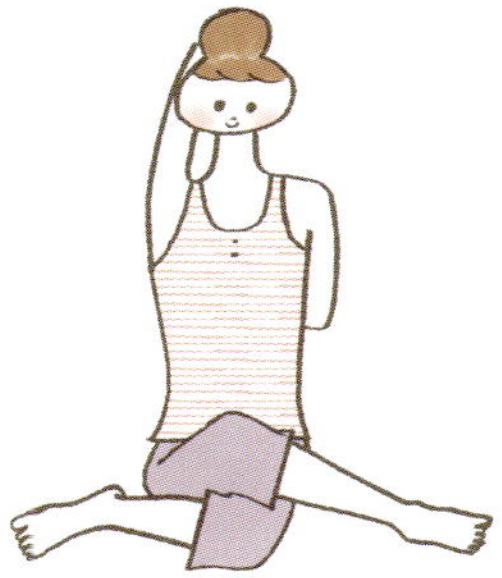

1 足を交差させて座る

床に座り、両方の座骨を床につけたまま、右足が上になるように両ひざを交差させ、息を吸う。このとき、両ひざはからだの中心ラインに縦に並ぶようにする。両腕は自然におろす。

2 後ろで手をつなぎ、5呼吸する

息を吐きながら、右腕は上、左腕は下から背中に回し、手と手をつなぐ（つなげない場合はタオルを両手で縦に持つ）。息を吸いながら背筋を伸ばし、５呼吸する。手足を組み替えて *1*〜*2* を同様に行う。

骨盤調整前屈のポーズ

骨盤と股関節にねじれを加えることで、ゆるめたときに
からだ本来の力で骨盤が正常な位置に戻るように導きます。

1 両足を曲げて座る

右足はかかとを恥骨に近づけるようにして曲げ、左足はかかとが左側のお尻の横にくるように曲げて座り、息を吸う。

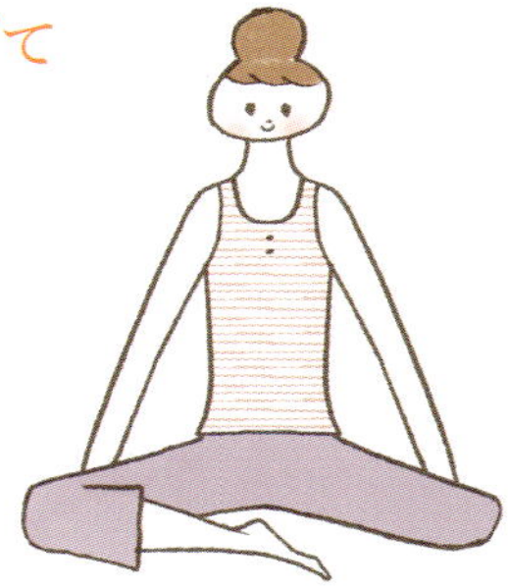

2 上体を前に倒し、5呼吸する

息を吐きながら、両ひざの真ん中のラインに向かって上体を前に倒す。両腕を前方に伸ばして５呼吸する。足を入れ替えて *1*〜*2* を同様に行う。

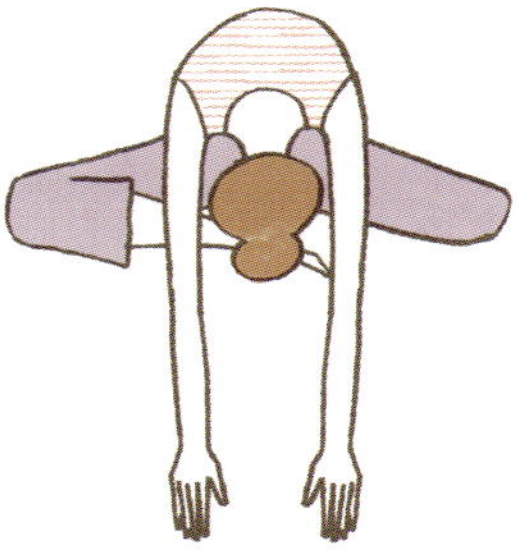

卵胞期
B1

下半身に滞った血液をからだに戻し、細胞を再生する

壁に足を上げるポーズ

足を上げることでからだ全体の血流がよくなり、気分もさっぱりします。
足の疲れがとれると眠りにつきやすくなるので、不眠にもおすすめ。

用意するもの

- タイマー
- ブランケット３枚
- アイピロー

1 壁の前に座る

タイマーを３～５分にセットする。ブランケットを写真のように壁の前に敷き、壁にお尻をつけてブランケットの上に横座りになる。両手をからだの前につき、上体を支える。からだにかけるブランケットを１枚、近くに置いておく。

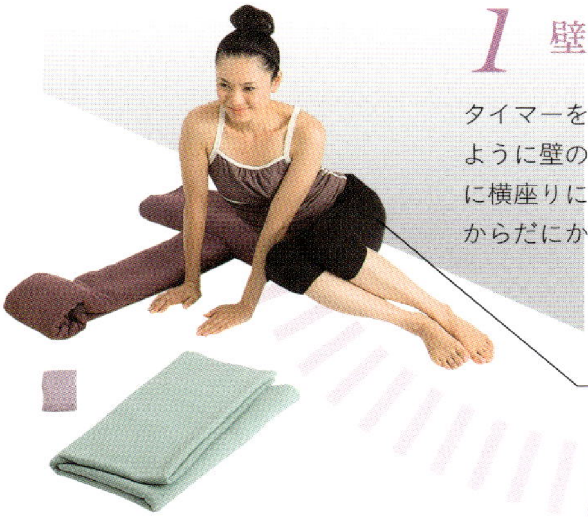

左のお尻は浮かせ、壁に寄せる

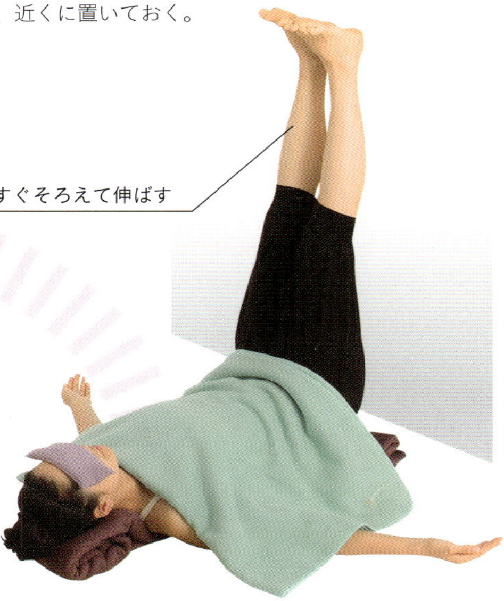

足はまっすぐそろえて伸ばす

2 足を上げて、3～5分、静かに呼吸する

お尻を軸にして床に転がり、背中と肩を床につけて壁に足を上げる。ブランケットをかけてアイピローをのせ、両腕は自然に開いて、てのひらを天井に向けて床に置く。目を閉じ、３～５分静かに呼吸する。

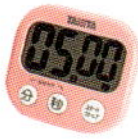

試してみたいバリエーション

バリエ1 壁に足を上げて足裏を合わせる

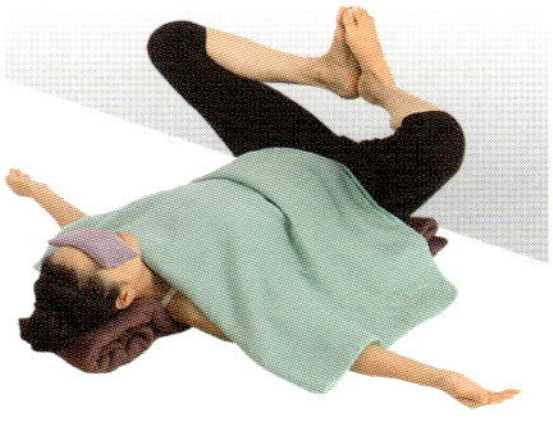

タイマーを３～５分にセットする。壁に足を上げ、足裏を合わせてひざを外側に曲げ、ブランケットをかける。アイピローをのせ、両腕は自然に開いて床に置き、てのひらを天井に向ける。目を閉じて３～５分静かに呼吸する。

バリエ2 壁に足を上げて開く

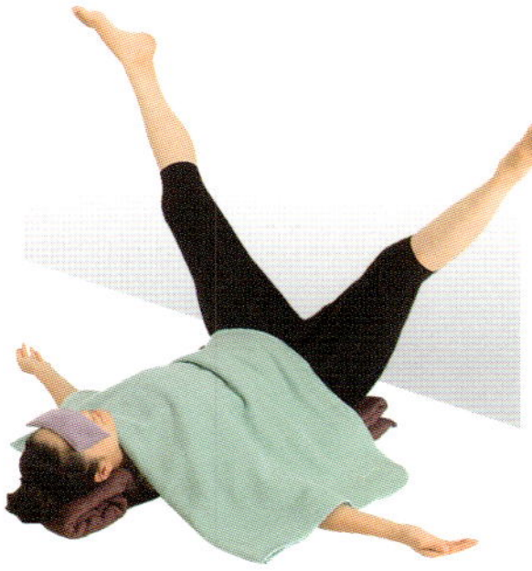

タイマーを３～５分にセットする。壁に足を上げて足を開き、ブランケットをかける。アイピローをのせ、両腕は自然に開いて床に置き、てのひらを天井に向ける。目を閉じて３～５分静かに呼吸する。

卵胞期

B2

胸を開いて呼吸することで、気分も晴れやかに

支えのある肩立ちのポーズ

背骨を穏やかに後屈させ、頭を低くするこのポーズは、
脳のリラックスにぴったり。胸を開き、深い呼吸で行いましょう。

用意するもの

- タイマー
- ボルスター
- ブランケット３枚
- タオル
- ストラップ
- アイピロー

1 ひざにストラップをかけて準備する

タイマーを３〜５分にセットする。ボルスター、ブランケット２枚、タオルを写真のように置く。ボルスターの上に座り、ひざの上にストラップをかけて、両足を固定する。からだにかけるブランケットを１枚、近くに置いておく。

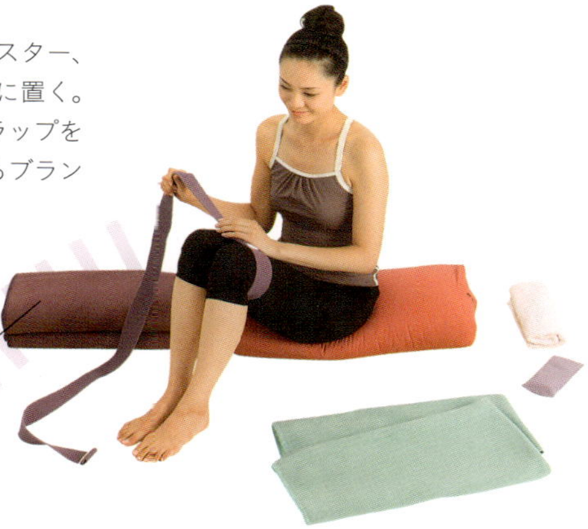

ブランケット２枚は、
ボルスターと同じ高さに積む

2 3〜5分、静かに呼吸する

タオルとボルスターの間の床に肩がつくようにあお向けになり、ブランケットをかける。アイピローをのせ、両腕は自然に開いて床に置き、目を閉じて３〜５分静かに呼吸する。

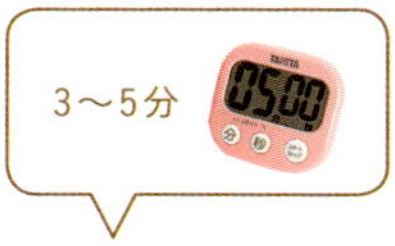

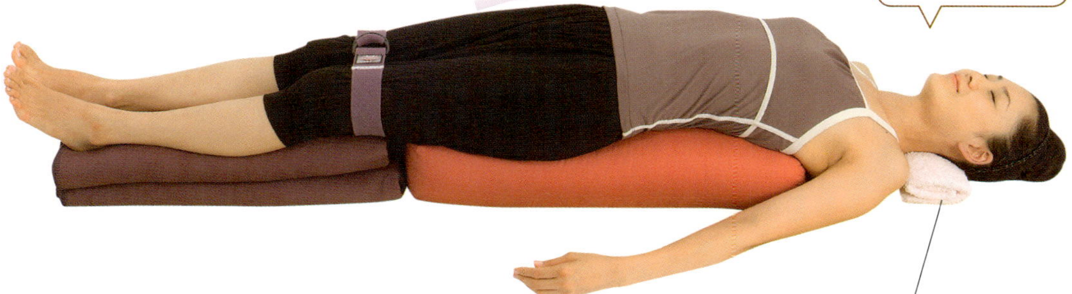

首の後ろは
タオルで支える

column

アロマセラピーでリラックス

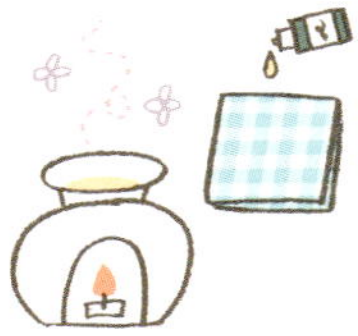

天然の植物からとった精油の香りは、気持ちを落ち着けたり、
リフレッシュしたりするのを助けてくれます。気軽に行える芳香浴のほかにも
さまざまな楽しみ方があるので、精油の香りや特性を理解して、ぜひ試してみましょう。

監修／英国ITHMA認定アロマセラピスト　高瀬晴子

アロマの香りで妊娠しやすい環境づくり

アロマセラピーとは、天然の植物から抽出した精油を用いる自然療法です。精油には、リラックスやホルモン調整、血行の促進、性欲を高めるなど、それぞれの特性があります。

精油の成分は、嗅覚を通じ大脳の脳下垂体へ伝わり、脳内にリラックス作用などのある生理活性物質を分泌させます。また、セルフマッサージなどで植物油で希釈した精油を皮膚へ浸透させると、血液へと送り込まれ、全身に循環します。

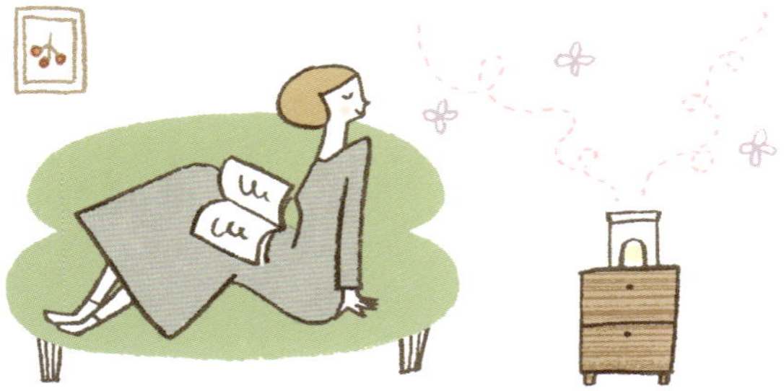

妊娠時には使用を控えるべき精油も多数あります。妊娠した場合のアロマセラピーでのセルフケアに関しては、資格を持った専門知識のある人に相談しましょう。

アロマセラピーの楽しみ方はアロマポットなどを用いる芳香浴が一般的ですが、入浴時に精油を浴槽に入れて、好きな香りでのバスタイムを楽しんだり、植物油に加えてアロマオイルをつくり、セルフマッサージに用いる楽しみ方もあります。

症状別　おすすめの精油と使い方

月経痛

ラベンダー、ゼラニウム、カモミール・ローマン、クラリセージ

月経の痛みや不快感には、精油を植物油で希釈したアロマオイルでのお腹マッサージがおすすめ。

イライラ

ベルガモット、ラベンダー
レモン、ペパーミント

芳香浴が効果的。一般にイライラ解消には柑橘系の香りが効果的といわれていますが、自分の好きな香りが一番です。

元気が出ない

ゼラニウム、ベルガモット
ジャスミン、オレンジ

朝の入浴に精油を入れてアロマバスをしてみましょう。フローラル系の精油は、気持ちを明るくしてくれます。

PMS

ゼラニウム、ラベンダー
カモミール・ローマン、ネロリ

むくみや頭痛には、好きな香りを湯船にたらしてお風呂にゆっくりつかり、代謝をアップさせましょう。

リラックスしたい

ラベンダー、オレンジ、
フランキンセンス、サンダルウッド

ハンカチにつけて持ち歩いたり、寝る前のアロマバスもおすすめ。ラベンダーの香りにはリラックス効果が。

不　安

イランイラン、オレンジ、
クラリセージ、ローズ、ネロリ

アロマバスにつかりながら、蒸気からの香りもたっぷり吸い込んで。花やオレンジの香りは不安をやわらげます。

いろいろな楽しみ方

＊精油は高度に濃縮されているため、原液は皮膚には刺激が強く、炎症などを起こしてしまうことがあります。アロマバスや、アロマオイルなどで肌に直接使用する場合、希釈度や使用量はきちんと守りましょう。

アロマバス

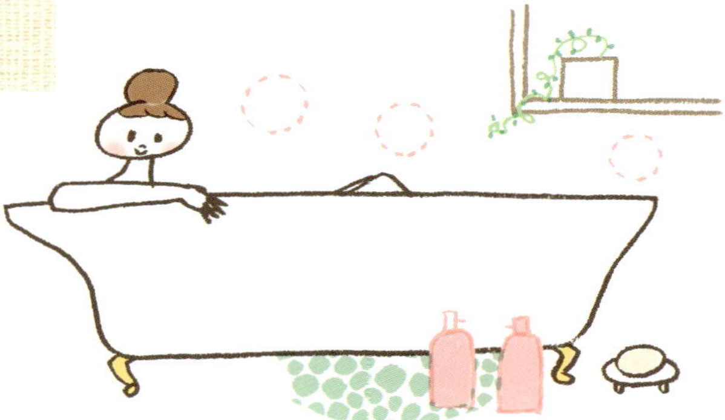

入浴しながらリラックス＆体質改善

湯船につかると、血行が促進して代謝が高まり、筋肉疲労も緩和されますが、このとき精油を入れると、芳香成分によるリラックス効果がプラスされます。

また、精油の特性を考慮して用いることで、むくみや冷えの緩和などに役立てることもできます。

気分が落ち込んだときや疲れを感じたときは、湯船に好きな香りの精油を加え、ゆっくりつかってこころとからだに浸透させましょう。

【方法】湯船にお湯をはり、精油１～５滴を入れてよくかき混ぜ、拡散させます。半身浴を行う場合は、精油は１～３滴に。湯船で軽いストレッチをするのもおすすめ。

セルフマッサージ

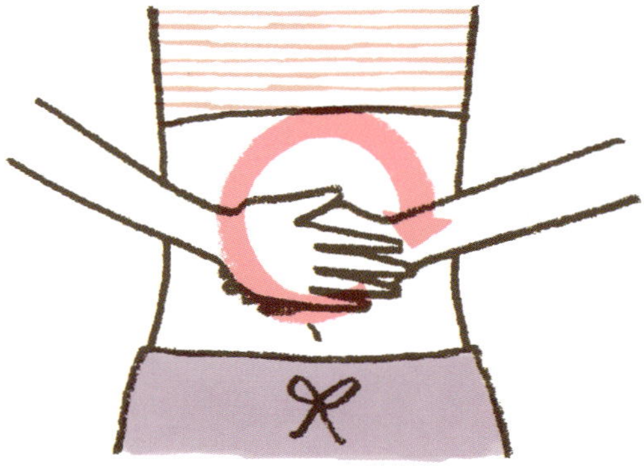

【方法】てのひらに10円玉ほどの大きさにオイルをたらし、両手になじませる。両手を重ねておへそを中心に、てのひらで時計回りに円を描くようにやさしくマッサージする。５周したらおへその下（子宮のある場所）に10秒ほど手を置いてあたためる。

アロマオイルで皮膚から効果を浸透させる

精油を使ったセルフマッサージは、こころが癒やされるだけでなく、精油の成分を皮膚から浸透させ、リンパや血液を通して全身に循環させることができます。

アロマオイルは、ベースとなる植物油20㎖に好みの精油を４滴ほど入れ、よく混ぜて使います。ここでは骨盤内の血流がよくなるお腹のマッサージを紹介します。からだがあたたまっているお風呂上がりに行うと、成分が浸透しやすいのでおすすめです。

＊精油は、必ず植物油などで希釈して使用しましょう。

月経周期別のポーズ ❸

排卵期に行うポーズ

排卵された卵子は、
卵管で精子と出会います。
妊娠率の高まる時期ですが、排卵日を意識しすぎて
パートナーにプレッシャーを与えないよう、
リラックスを心がけ、ゆったりとした気持ちで
過ごしましょう。胸を開き、心身ともに開放する
ポーズがおすすめです。

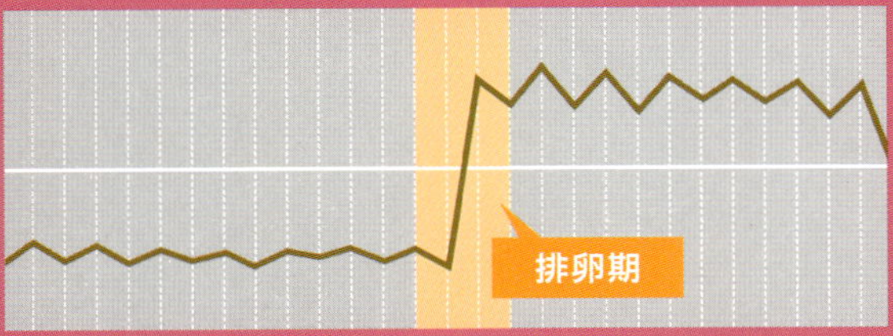

A1
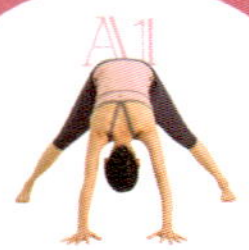
ピラミッドのポーズ
⇒53ページ

↓

A2
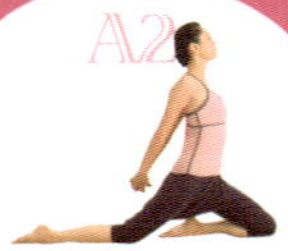
ヒバリのポーズ
⇒54ページ

↓

A3
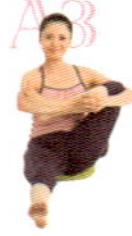
ゆりかごのポーズ
⇒55ページ

↓

B1
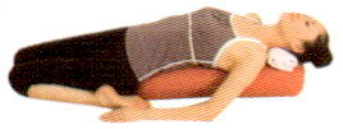
あお向きの英雄のポーズ
⇒56ページ

↓

B2
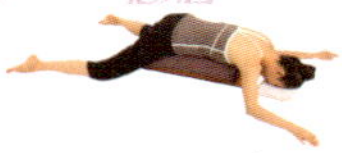
支えのある下向きの犬のポーズ
⇒57ページ

骨盤を広げて卵巣、子宮を開放し、生殖器の柔軟性を高めて

ピラミッドのポーズ

足を開いて上体を倒す姿勢は、骨盤が逆さになることで卵巣と子宮が骨盤内の圧迫から開放され、血のめぐりがよくなる効果があります。

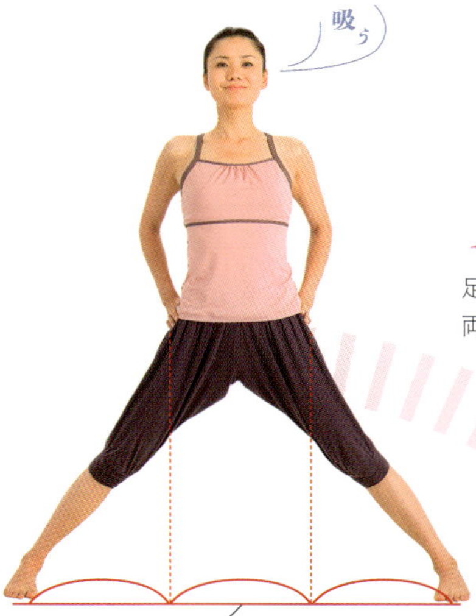
吸う
足は腰幅の約３倍に開く

1 足を大きく開いて立つ

足を腰幅の約３倍に開いて立ち、両手を腰に当てて息を吸う。

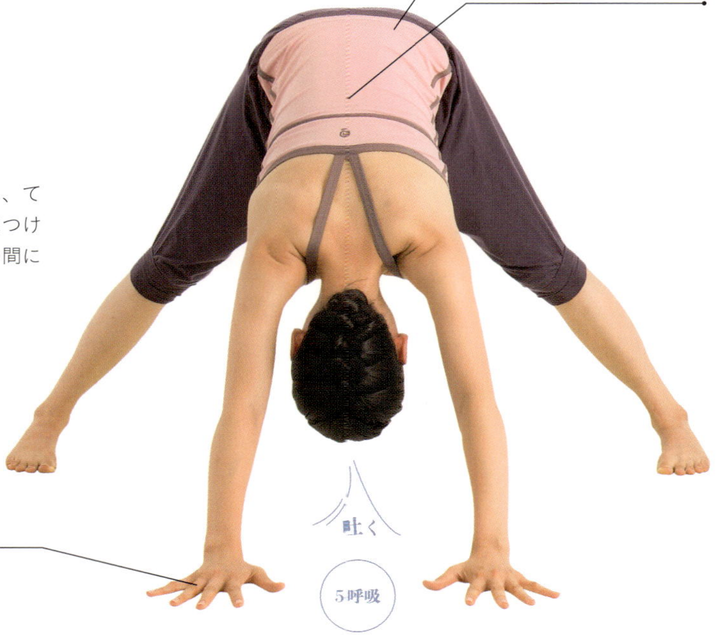
座骨を高く上げる
背中はまっすぐ伸ばす
てのひらはできる範囲で
遠くにつく
吐く
5呼吸

2 てのひらを床につける

息を吐きながら上体を前に倒し、てのひらはできるだけ遠くの床につける。わきを伸ばし、頭は両腕の間に楽におろして５呼吸する。

排卵期

A2

大きく胸を開放し、気持ちも妊娠力もアップ！

ヒバリのポーズ

縮こまりがちな足の付け根を伸ばし、骨盤内の血のめぐりを活発にしましょう。
胸を開くことで、前向きな気持ちになります。

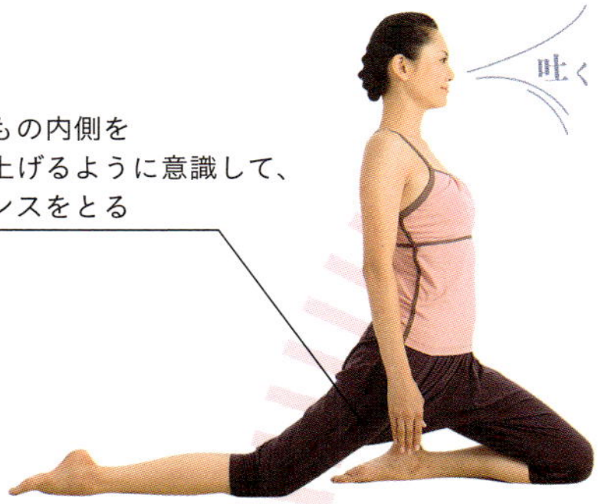

太ももの内側を
引き上げるように意識して、
バランスをとる

1 立てひざの姿勢から、片足を後ろへ伸ばす

立てひざの姿勢になり、息を吐きながら
右足を後ろに引き、からだを安定させる。

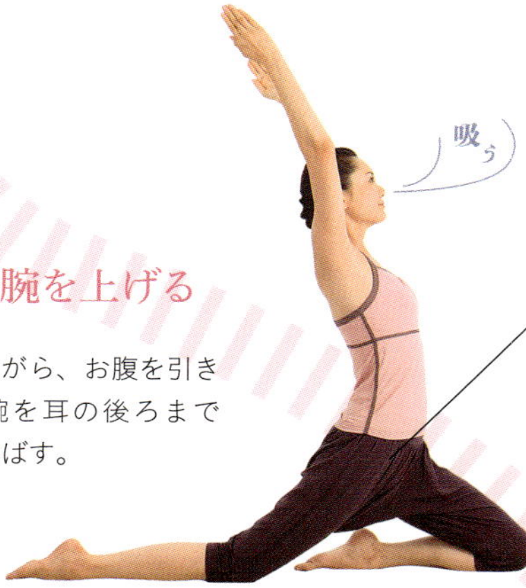

2 両腕を上げる

息を吸いながら、お腹を引き上げ、両腕を耳の後ろまでまっすぐ伸ばす。

腰の高さは *1* と同じ位置に保つ

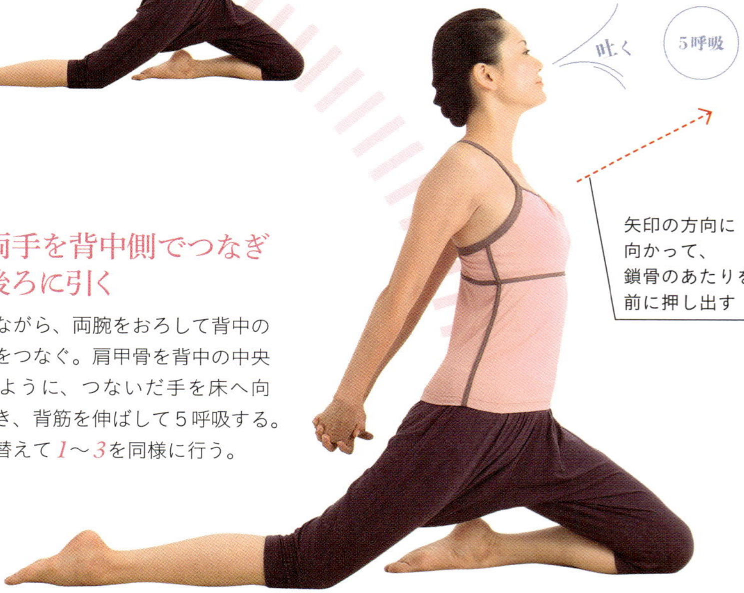

矢印の方向に
向かって、
鎖骨のあたりを
前に押し出す

3 両手を背中側でつなぎ後ろに引く

息を吐きながら、両腕をおろして背中の後ろで手をつなぐ。肩甲骨を背中の中央に寄せるように、つないだ手を床へ向かって引き、背筋を伸ばして５呼吸する。足を入れ替えて *1*〜*3* を同様に行う。

排卵期
A3

卵巣、子宮へ送る血液を浄化して、着床の準備をバックアップ

ゆりかごのポーズ

足を抱えて胸に引き寄せることによって、太ももの外側にある腎臓の経路を刺激。腎臓の働きが活発になれば、卵巣や子宮にきれいな血液が送られます。

用意するもの

- クッション

吸う

1 ひじの内側に足をかける

クッションをお尻の下に敷いて長座の姿勢になり、左足を右ひじの内側にかけて息を吸う。

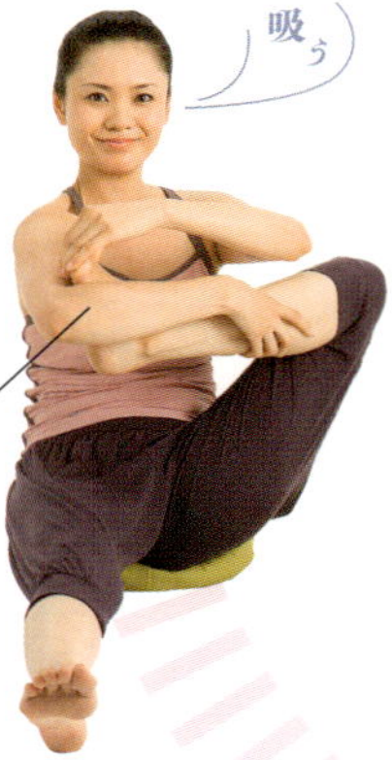

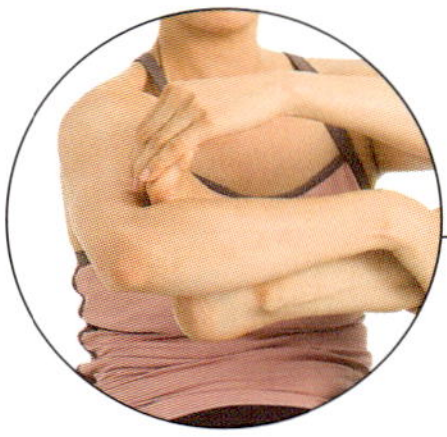

土踏まずのあたりをひじの内側にかけると安定する

5呼吸

吐く

背筋は伸ばす

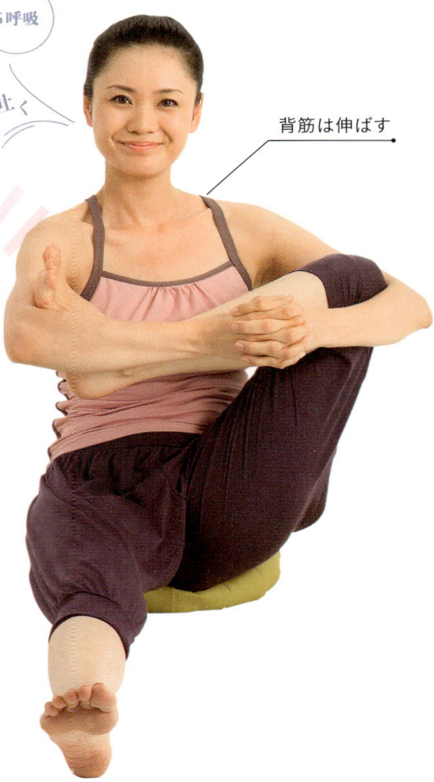

2 足を抱えて手をつなぐ

息を吐きながら、左腕をひざの外側から回して右手とつなぎ、抱えた足を胸のほうに引き寄せて5呼吸する。足を入れ替えて*1*～*2*を同様に行う。

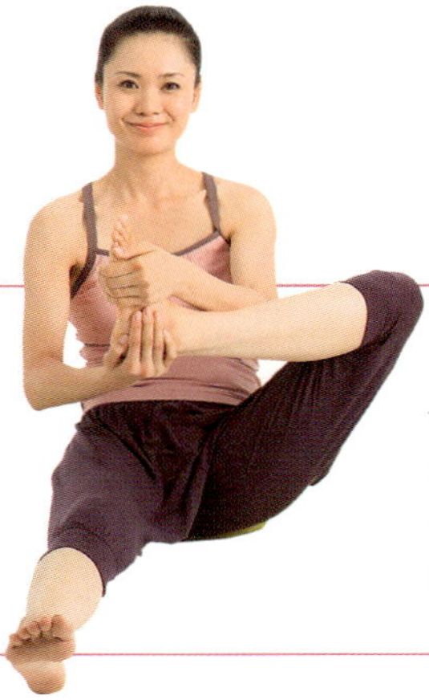

これもOK

両腕で足を抱えられない場合は、右のてのひらに左足のかかとをのせ、左手を添えて胸の高さまで足を近づける。

排卵期

B1

ストレスに弱い胃を癒やして、元気を取り戻す

あお向きの英雄のポーズ

からだの前面を伸ばすと、胃の経絡が刺激され、
ストレスを受けて弱った胃を回復できます。胸を開いて呼吸して。

用意するもの

- タイマー
- ボルスター
- ブランケット
- タオル
- アイピロー

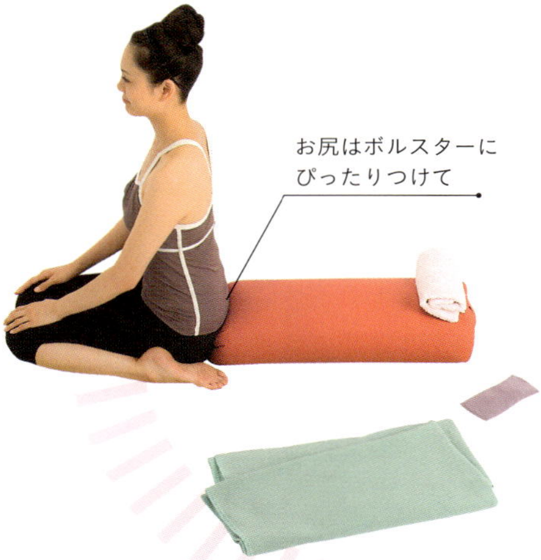
お尻はボルスターに
ぴったりつけて

1 ボルスターを後ろに置いて座る

タイマーを３～５分にセットする。写真のようにボルスターに折りたたんだタオルをのせ、ボルスターの前に座る。両足のかかとはお尻の横にそわせる。からだにかけるブランケットを１枚、近くに置いておく。

2 3～5分、静かに呼吸する

太ももの前面が伸びているのを感じながら、ゆっくりあお向けになる。タオルを首の下にくるように調整し、ブランケットをかけて、アイピローをのせる。両腕は自然に開いて床に置き、目を閉じて３～５分静かに呼吸する。

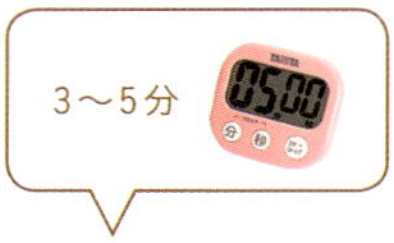
3～5分

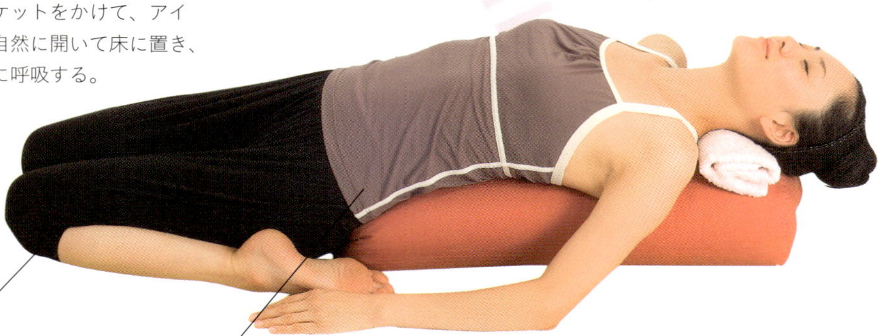
両ひざは
閉じなくてもよい
腰から背中は
ボルスターにつける

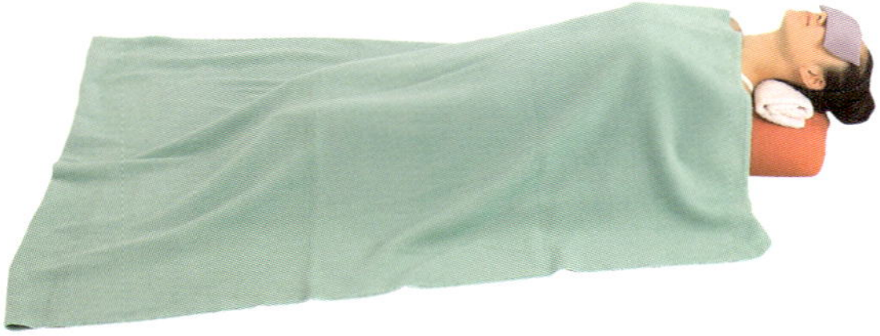

排卵期
B2

全身を開放して脱力し、からだのすべてを休ませる

支えのある下向きの犬のポーズ

全身や脳を休ませることにより、副交感神経が働き、
からだがあたたまることで妊娠力が高まります。

用意するもの

- タイマー
- ボルスター
- ブランケット2枚
- タオル

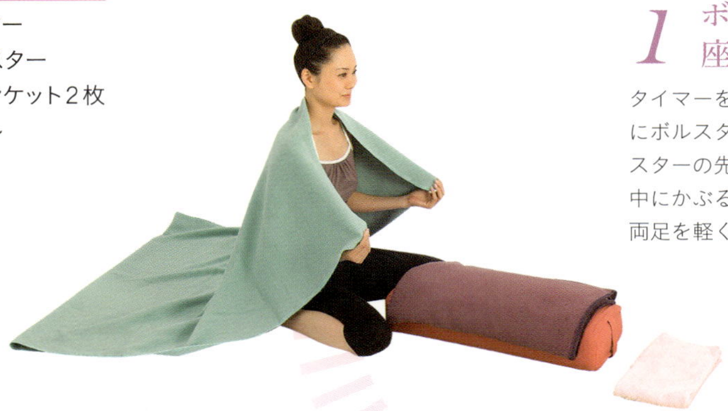

1 ボルスターの前に座る

タイマーを3〜5分にセットする。写真のようにボルスターの上にブランケットをのせ、ボルスターの先にタオルを置く。ブランケットを背中にかぶるように持ち、ボルスターに向かって両足を軽く開いた正座の姿勢で座る。

2 3〜5分、静かに呼吸する

ボルスターにうつ伏せになり、ブランケットを頭までかぶる。両腕は斜め前方に伸ばして、てのひらを床につけ、目を閉じて静かに呼吸する。

3〜5分

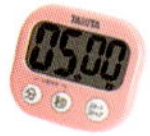

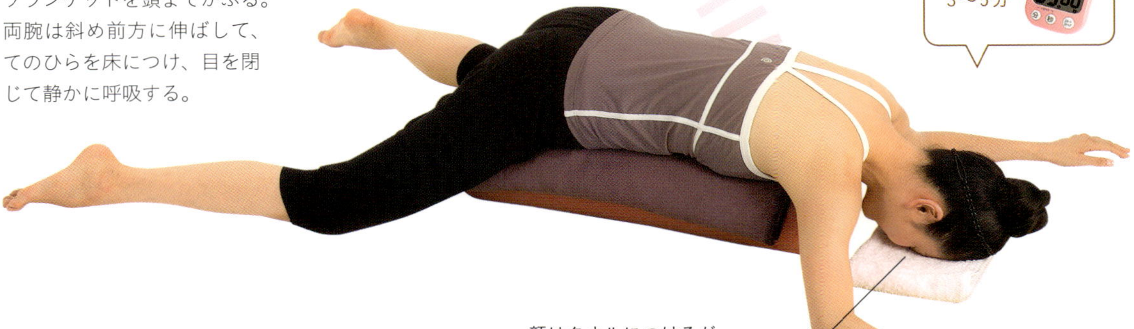

顔はタオルにつけるが、
苦しい場合は横向きでもよい

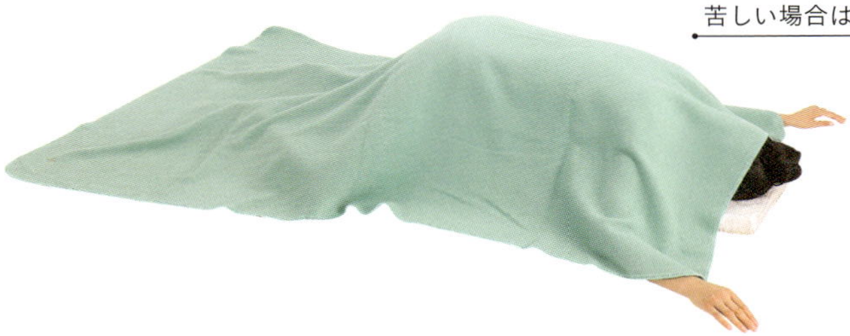

column

気軽にできるツボ押し

ツボ押しは、いつでもどこでも簡単にできる、からだの不調を整える療法です。
ここでは妊娠力を高める3つのツボを紹介。
場所や時間を選ばず、とっても簡単にできます。ぜひ試してみてください。

ツボ押しで経絡の流れを整える

からだには361個ものツボがあり、そこを刺激することで全身の機能が整うと、免疫力が強化され、病気の予防などにつながるといわれています。

ツボというのは、東洋医学がもとになった考え方で、東洋医学では、人間のからだの不調は経絡の流れに左右されると考えられてきました。経絡というのは、人間のからだのすみずみをめぐる「気＝生命エネルギー」（25ページ参照）が流れる道のこと。ツボは経絡上の気の出入り口にあり、経絡の流れを調節する交差点に位置しています。そこを刺激して経絡の詰まりを取り除くことによって流れが整えられ、からだの機能が回復するといわれています。

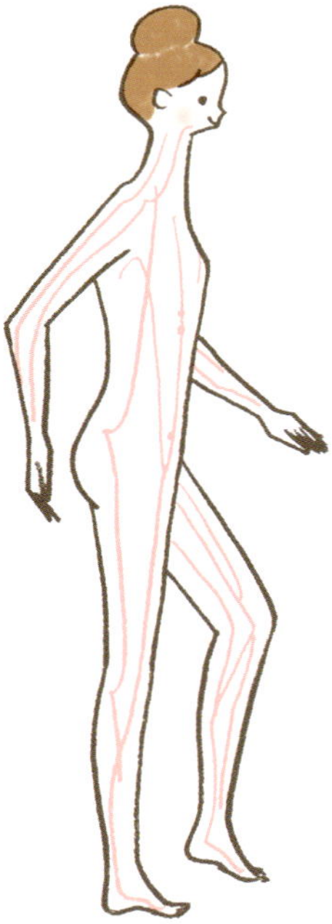

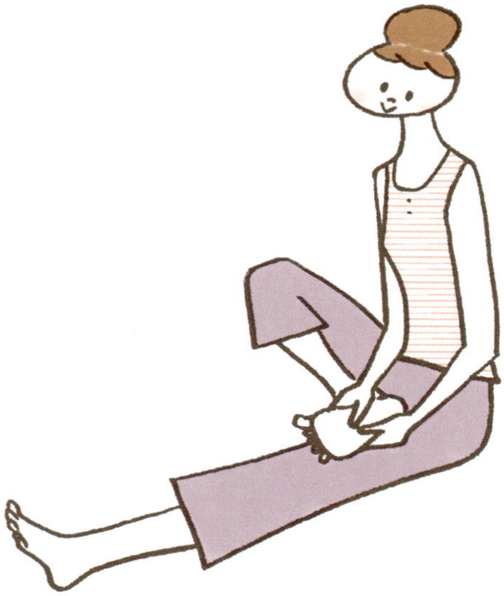

ツボ押しとヨガを合わせれば相互作用でダブルの効果

ツボ押しとヨガは、経絡を刺激するという考え方のもとで共通しています。ツボ押しは経絡上にあるツボを集中的に刺激して経絡の詰まりを取り除く働き、ヨガは全身の経絡を刺激することで流れをスムーズにするという働きがあります。よってツボ押しとヨガの両方を行えば、相乗効果が期待できるのです。

ツボ押しは男女問わず、家事の合間や通勤電車の中などでも簡単に行える体質調整法。また、広いスペースも必要なく、どこでも気軽に行えるのが大きな特徴です。ヨガと合わせて今日から始めてみましょう。

ツボ押しの行い方

ポイント
- ◉回数にこだわらない
- ◉気持ちいいと思う力加減で
- ◉ツボを押すときは息を吐く

1 親指を当てる

てのひらをこすり合わせて血行をよくし、ツボに親指の腹を当てる。

2 3〜5回、ゆっくり押す

息を吐きながら、ゆっくりツボを押す。息を吸いながら、ツボから指をはなさないようにして力をゆるめ、これを3〜5回繰り返す。左右同様に行う。

妊娠力を高める3つのツボ

三陰交《さんいんこう》

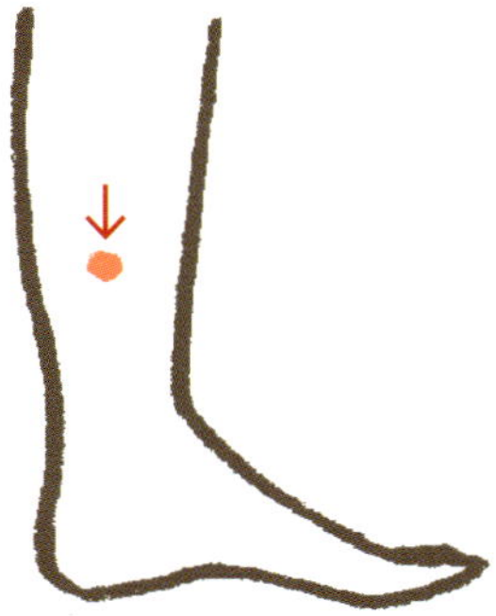

内くるぶしから親指を除く指4本分上がったところを、骨の内側に向かって押す。

効　果
- ◉月経痛の緩和
- ◉月経不順の改善
- ◉血行促進
- ◉冷え症の改善

湧《ゆう》　泉《せん》

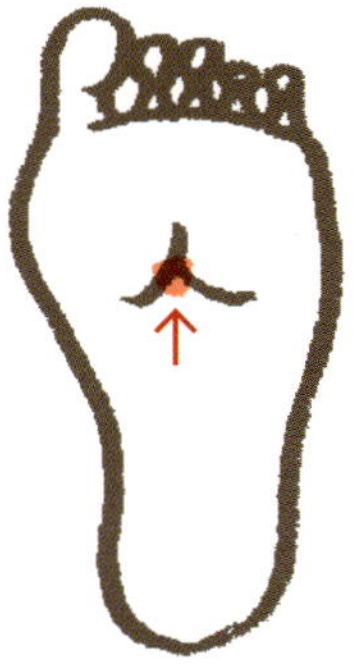

土踏まずのやや上の、足の指を内側に曲げたときに足裏がへこむところを、ゆっくり押す。やる気が出るツボなので、朝におすすめ。

効　果
- ◉全身の疲労回復
- ◉卵巣機能を高める
- ◉血行促進
- ◉足のむくみ緩和

労《ろう》　宮《きゅう》

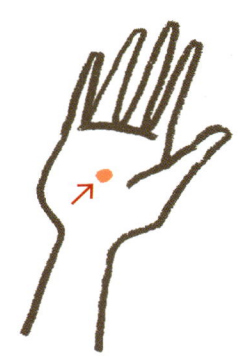

握りこぶしにしたときに、中指の先端がてのひらに当たるところ(てのひらのほぼ中央)を、指先に向かって押し上げるように押す。

効　果
- ◉自律神経を整える
- ◉不眠改善
- ◉リラックス効果

月経周期別のポーズ ④

黄体期に行うポーズ

受精卵の着床がスムーズに行われるよう
意識したい時期です。
ふだんからお腹まわりをあたためて、
骨盤内の血流を促すように心がけて。
子宮の血液循環がよいと、
受精卵のベッドの役割を果たす子宮内膜が
厚みを増し、ふかふかになってきます。

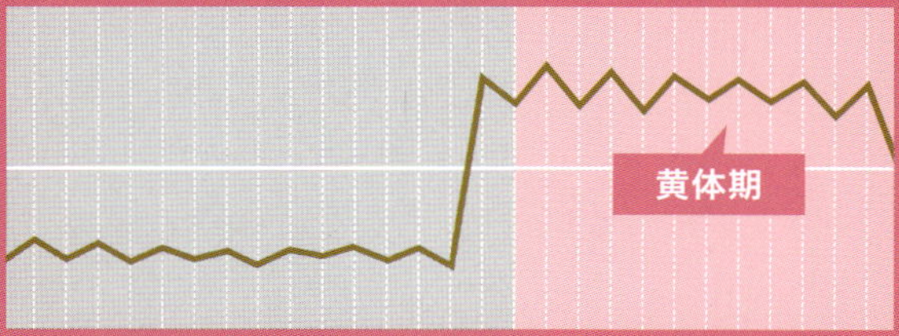

A1

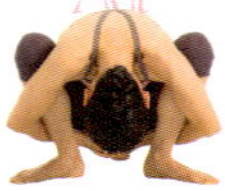

土星のポーズ
⇒61ページ

↓

A2

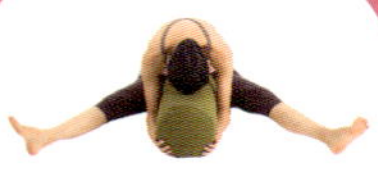

開脚前屈のポーズ
⇒62ページ

↓

A3

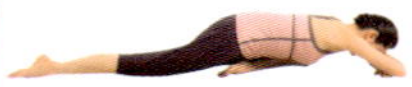

鳩のポーズ
⇒63ページ

↓

A4

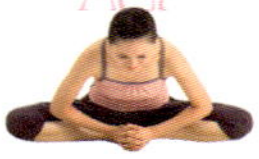

合せきの前屈のポーズ
⇒64ページ

↓

B1

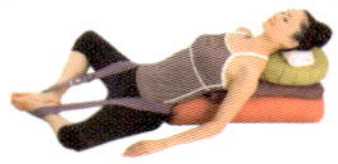

眠る女神のポーズ
⇒66ページ

↓

B2

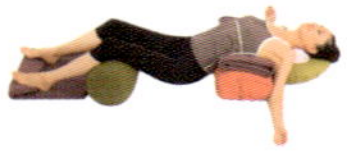

山と小川のポーズ
⇒67ページ

足の付け根のストレッチで、骨盤の底の筋肉を柔軟に

土星のポーズ

股関節を開いて足の付け根を伸ばすこのポーズは、生殖器を支える骨盤の底を、やわらかく、しなやかにします。妊娠後にも行いたいポーズ。

吸う

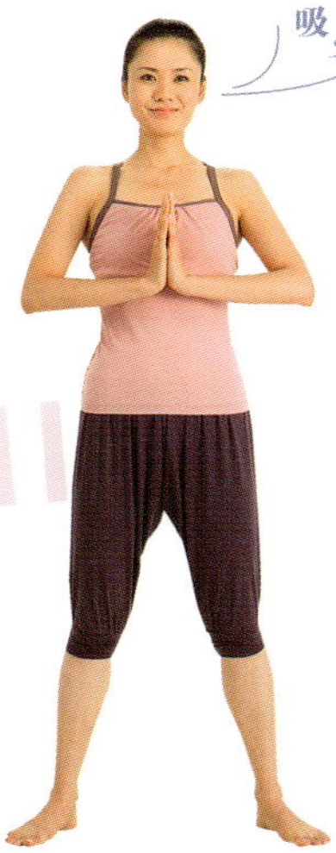

1 足を開いて立ち、てのひらを合わせる

足を腰幅より広めに開いて立ち、てのひらを胸の前で合わせて、息を吸う。

2 からだの真下に腰を落とす

息を吐きながら、からだの真下に向かって腰を落とす。ひじがひざの内側についたら、てのひらを押し合いながら両ひじで足を外側に押し開き、息を吸う。

吐く

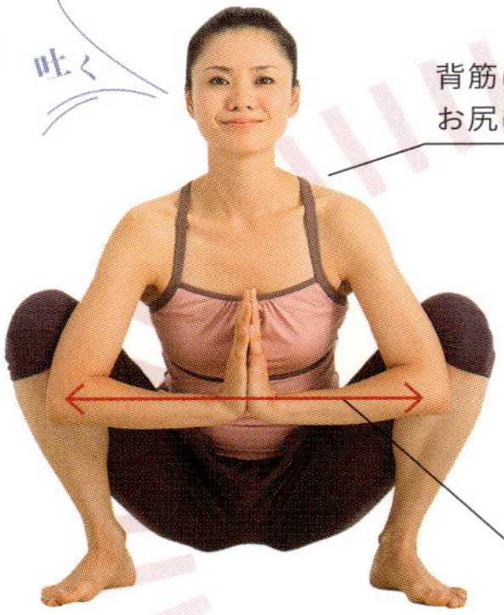

背筋は伸ばし、お尻は突き出さない

手首からひじまでをまっすぐにする

3 お尻の下で手をつなぎ、足の間に頭を入れる

息を吐きながら、お尻の下で手をつなぎ、上体を倒して頭を両足の内側に向けて５呼吸する。

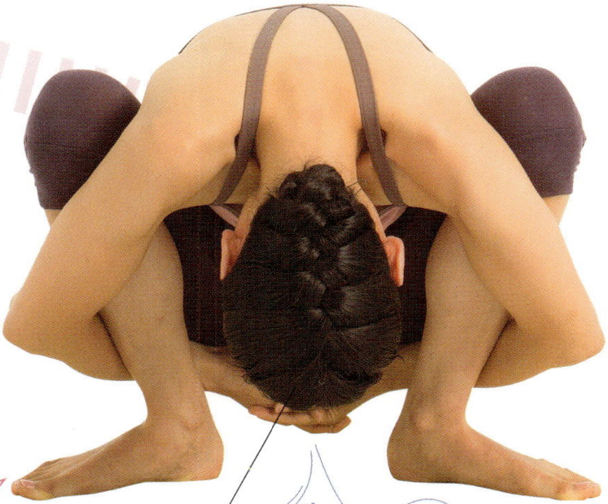

吐く

5呼吸

頭をお尻につけるイメージで背中を丸める

これもOK

尻もちをついてしまう場合は、かかとの下にブランケットを敷いてからだを安定させる。

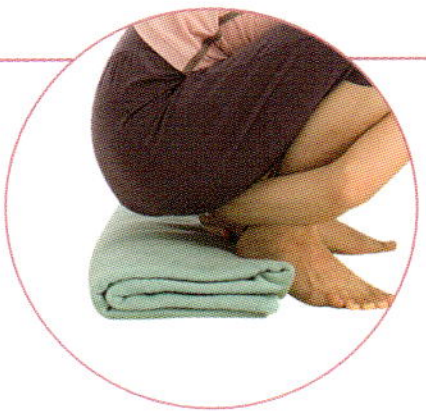

黄体期
A2

太ももの内側と外側を伸ばし、骨盤まわりの血行を促進

開脚前屈のポーズ

開脚の姿勢は骨盤まわりの血のめぐりを促すのに効果的です。
最初はむずかしくても、徐々に開くようになるので気長に行いましょう。

用意するもの

- ボルスター
- ブランケット
  またはクッション

1 足を開いて座り、ボルスターを足の間に置く

骨盤が立つように、ブランケットの上に足を開いて座る。ボルスターを足の間に置き、息を吸う。

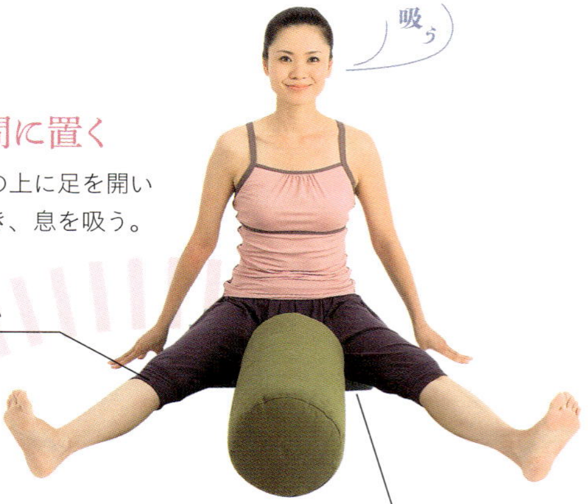

吸う
ひざは曲がってもよい
お尻の下に
ブランケットを敷く

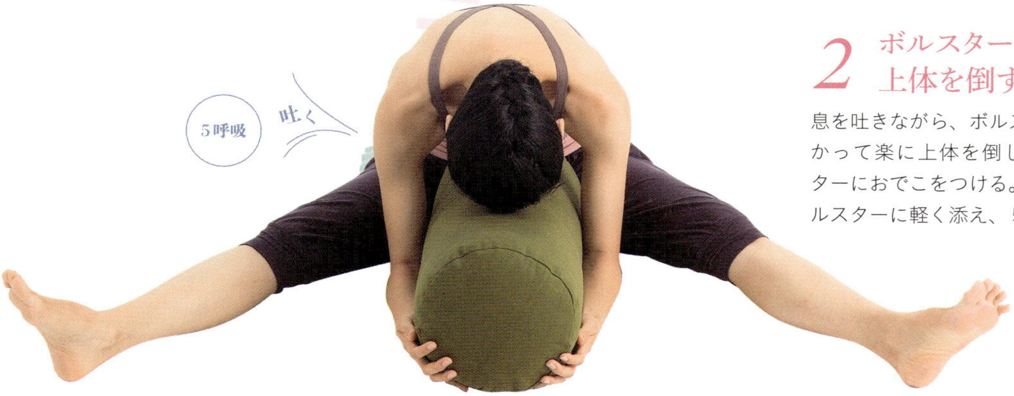

5呼吸
吐く

2 ボルスターに向かって上体を倒す

息を吐きながら、ボルスターに向かって楽に上体を倒し、ボルスターにおでこをつける。両腕はボルスターに軽く添え、５呼吸する。

これもOK

おでこがボルスターに楽につかない場合は、ボルスターの上にクッションや折りたたんだブランケットなどをのせて、上体を楽に倒せる高さに調節する。

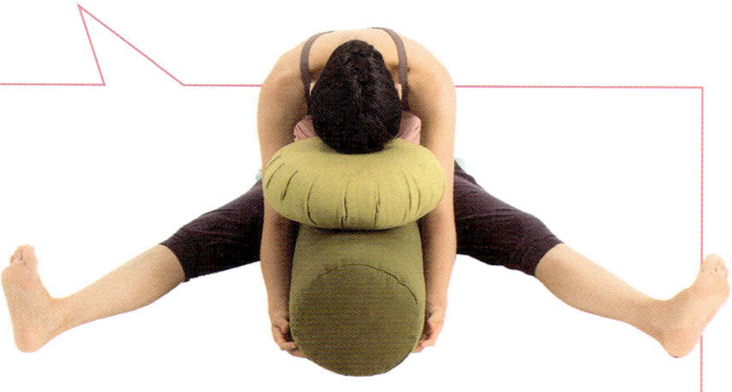

黄体期 A3

太ももの外側を伸ばして、水分代謝のよいからだに

鳩のポーズ

太ももの外側にある経絡を刺激すると、腎臓が活性化し、水分代謝がアップ。むくみがちな黄体期にぴったりです。

1 両手、両ひざを床につく

肩の真下に両手、股関節の真下に両ひざをついて、息を吐く。

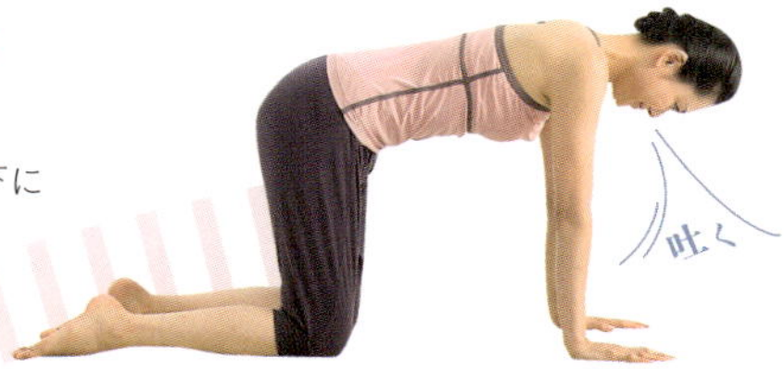
吐く

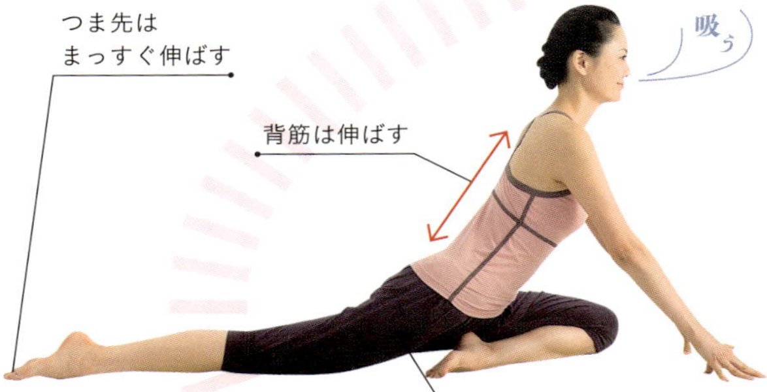
つま先は
まっすぐ伸ばす
背筋は伸ばす
足の付け根を伸ばす
吸う

2 右足を後ろに伸ばす

右足の太ももが床につくように後ろへまっすぐ伸ばし、左足はひざを外側に倒す。息を吸いながら、上体を起こして背筋を伸ばし、からだの正面を前に向ける。

これもOK

腰が床から浮いてしまう場合は、太ももと床の間にブランケットを挟み、腰を安定させる。

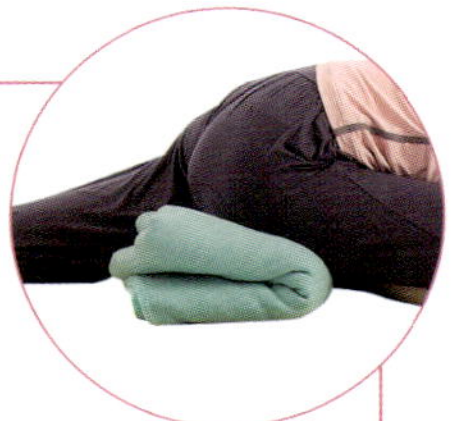

3 両腕のひじを曲げて上体を前に倒す

息を吐きながら、両腕のひじを曲げて軽く組み、上体を前に倒す。腕におでこをのせ、5呼吸する。足を入れ替えて*1*〜*3*を同様に行う。

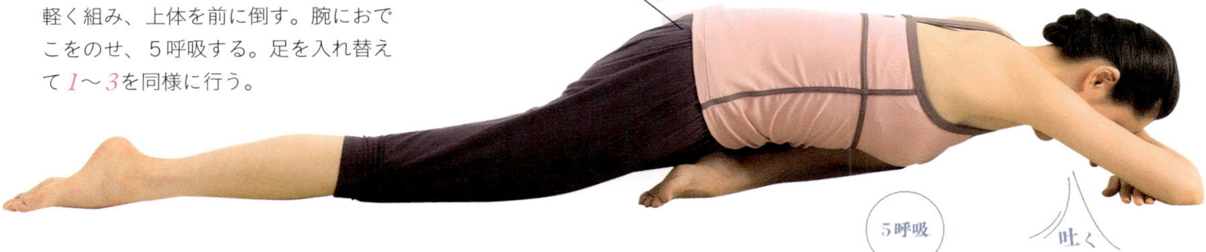
骨盤は
床と平行にする
5呼吸
吐く

黄体期

A4

骨盤の形を整え、安産にも効果的

合せきの前屈のポーズ

合せきの姿勢は、骨盤の形を整え、血のめぐりをグンとよくします。
ふだんからテレビを見るときなどに、合せきの姿勢をとるのもおすすめ。

1 合せきになる

※23ページ「合せき」参照

足裏を合わせて座る。背筋を伸ばし、息を吐く。

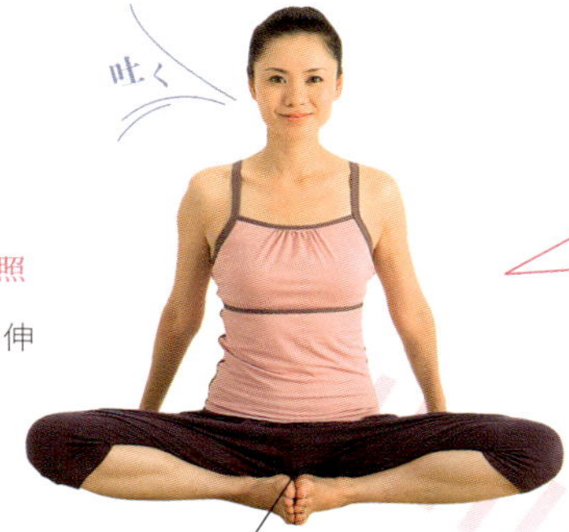

吐く
かかとはからだにできるだけ近づける

これもOK

骨盤が後ろに倒れてしまう場合は、お尻の下にブランケットなどを敷く。

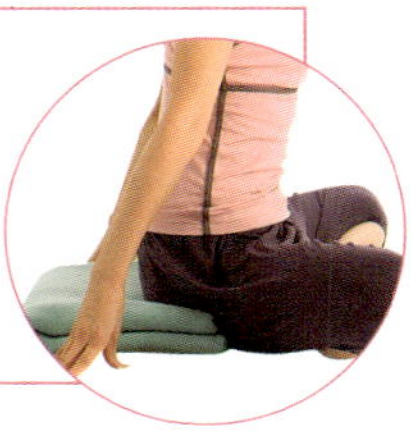

2 両手を足の下で組む

両手を足の下で組む。息を吸いながら背筋をさらに伸ばして上体をまっすぐ立て、息を吐きながらひざを床につける。

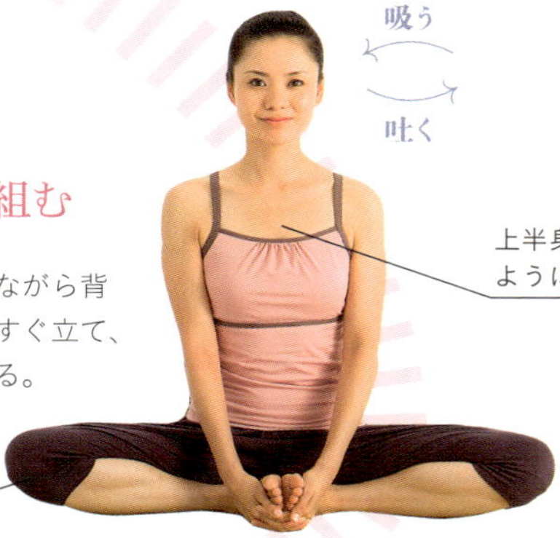

吸う
吐く
上半身を上に引き上げるように伸ばす
ひざを床にできるだけ近づける

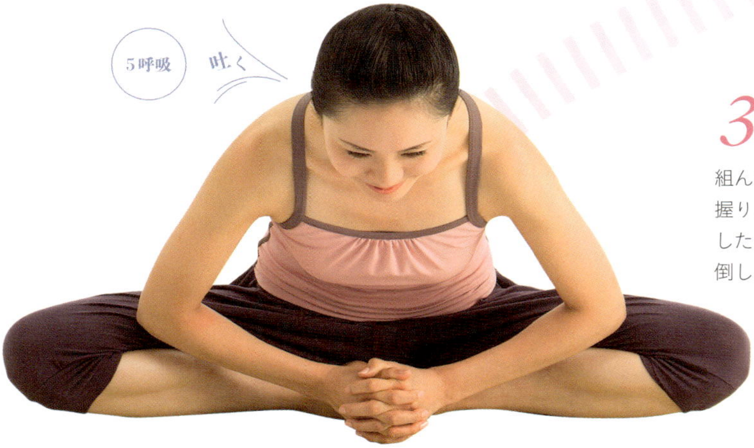

5呼吸
吐く

3 上体を前に倒す

組んだ手を足の下から外してつま先を握り、息を吸う。背筋をまっすぐ伸ばしたまま、息を吐きながら上体を前に倒し、5呼吸する。

ホルモンバランスを整えて症状を緩和

月経前症候群（PMS）に効くヨガ

肩立ちのポーズ

腰を上げることで下半身で滞った血液が骨盤に戻ると、卵巣が若返り、ホルモンが正常に分泌されるようになります。

1 あお向けになって足を持ち上げる

あお向けになり、両腕はてのひらを床に向けてからだの横に置く。息を吸いながら、腹筋を使って足をゆっくり持ち上げる。

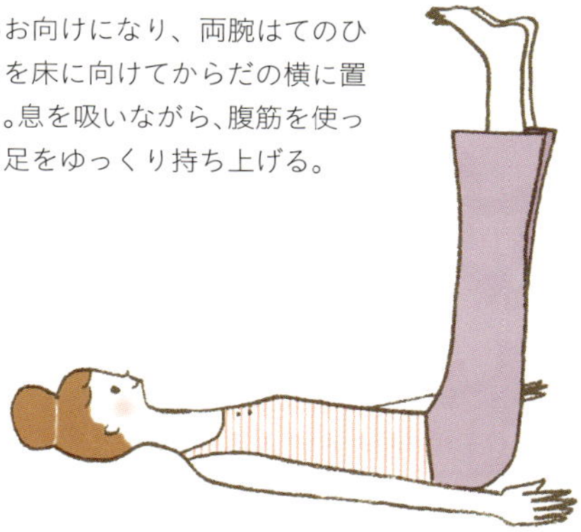

2 お尻を持ち上げ、両足をまっすぐ伸ばす

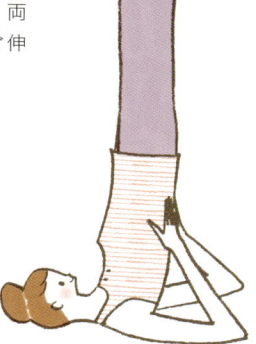

両手を腰に添え、息を吐きながらお尻をゆっくり持ち上げ、両足を天井に向かってまっすぐ伸ばす。５呼吸する。

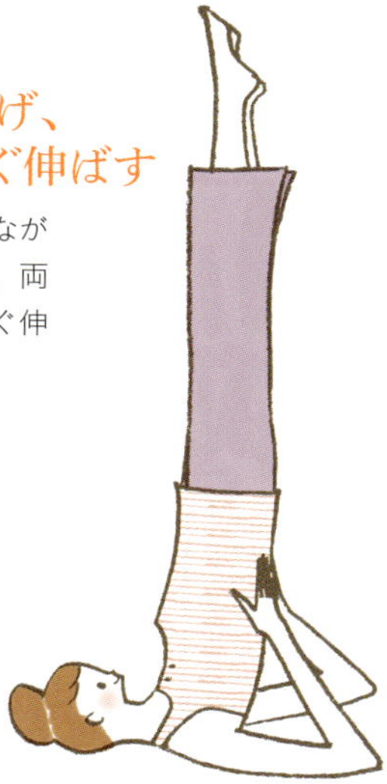

女神のスクワットのポーズ

太もも裏の筋肉を使い、下腹部を引き上げることによって子宮と卵巣に力が蓄えられ、ホルモンの分泌を促します。

1 足を開いて立ち、両手を合わせる

足を腰幅より広めに開き、ひざとつま先を同じ方向に向けて立つ。てのひらを胸の前で合わせて息を吸う。

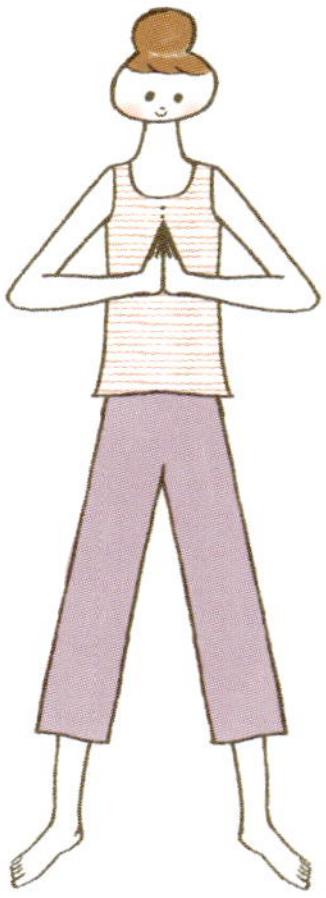

2 ひざを曲げ、真下に腰を落とす

息を吐きながら、ひざを曲げ、お尻を突き出さないようにして腰を真下に落としていき、スクワットの状態でバランスを保てるところで５呼吸する。お腹は引き上げ、太ももの後ろ側の伸びを意識するのがポイント。

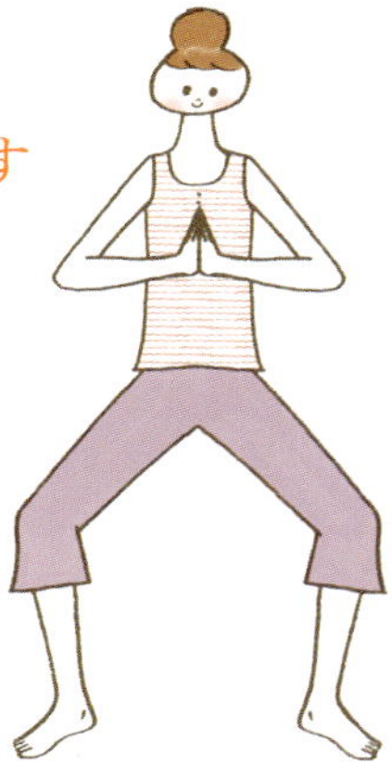

黄体期

B1

不安定になりがちな黄体期も、安らかな女神のように穏やかに

眠る女神のポーズ

両ひざを外に開く姿勢は、子宮や卵巣にとっても気持ちのよいポーズ。
呼吸を繰り返すうちに、気のめぐりがとてもよくなります。

用意するもの

- タイマー
- ボルスター
- ブランケット２枚
- クッション
- タオル
- ストラップ
- アイピロー

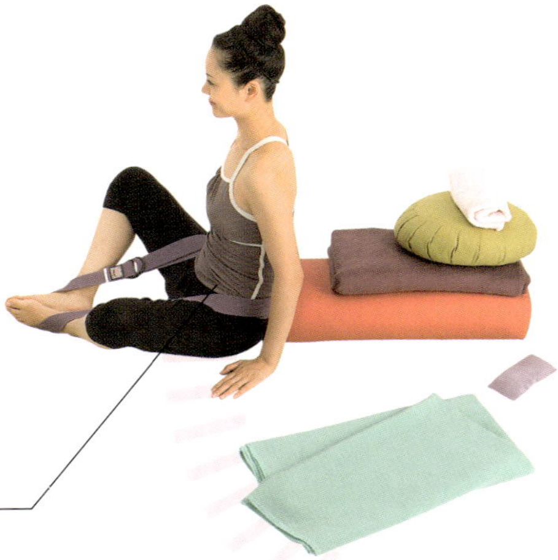

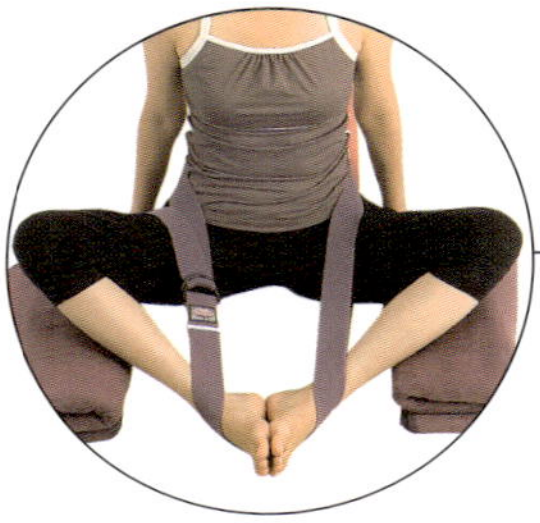

ストラップは腰骨から足首の下に回しかける。姿勢が不安定な場合は、両足と床の間にブランケットを挟む。

1 足裏を合わせて座り、ストラップをかける

タイマーを３〜５分にセットする。写真のようにボルスターの上に、ブランケット、クッション、タオルの順に積み上げる。ボルスターを背に、足裏を合わせて座り、足でダイヤモンド形をつくって腰骨から足首にストラップをかけて両足を固定する。からだにかけるブランケットを１枚、近くに置いておく。

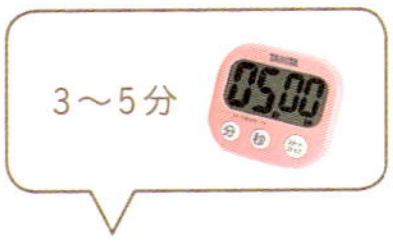

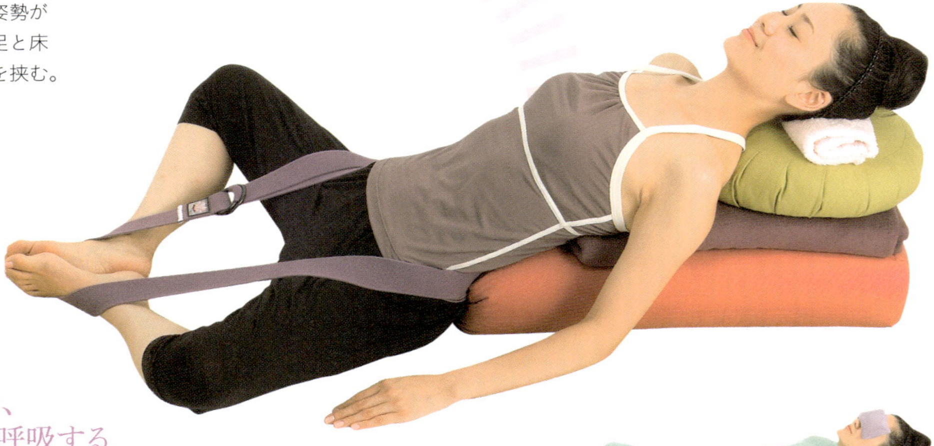

2 3〜5分、静かに呼吸する

上体を後ろに倒してタオルの上に頭をのせ、ブランケットをかける。アイピローをのせ、両腕は自然に開いて床に置き、目を閉じて３〜５分静かに呼吸する。

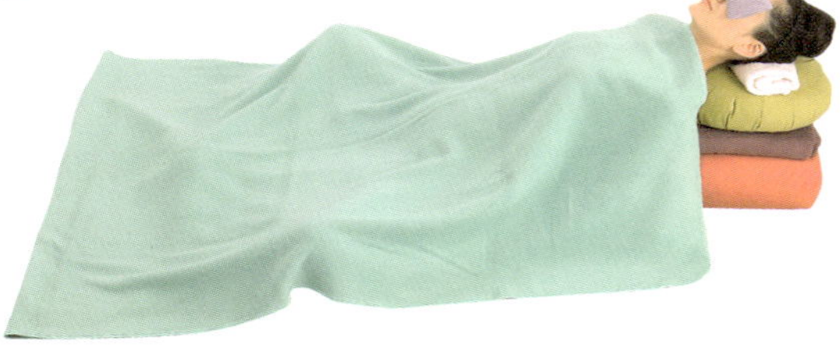

黄体期

B2

深い呼吸で心身ともにリラックス

山と小川のポーズ

胸を大きく開いて呼吸を繰り返すことで、からだ中の細胞が活性化し、子宮や卵巣の若返りも期待できます。疲労回復にも効果大。

用意するもの

- タイマー
- ボルスター（平形）
- ボルスター（円柱形）
- ブランケット３枚
- クッション
- タオル
- アイピロー

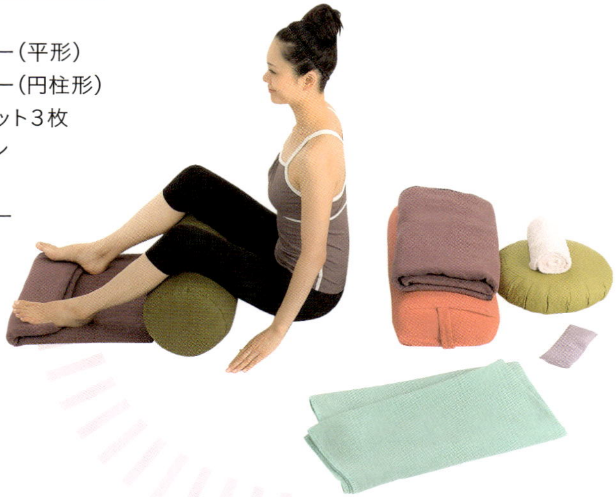

1 ボルスターをひざの下に置いて座る

タイマーを３〜５分にセットする。写真のように、足元からブランケット、円柱形のボルスター、平形のボルスター、クッションを置き、平形のボルスターにブランケット、クッションにはタオルをのせる。ひざの下に円柱形のボルスターがくるようにひざを立てて座り、足は腰幅くらいに自然に開く。からだにかけるブランケットを１枚、近くに置いておく。

3〜5分

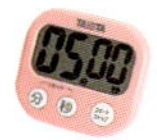

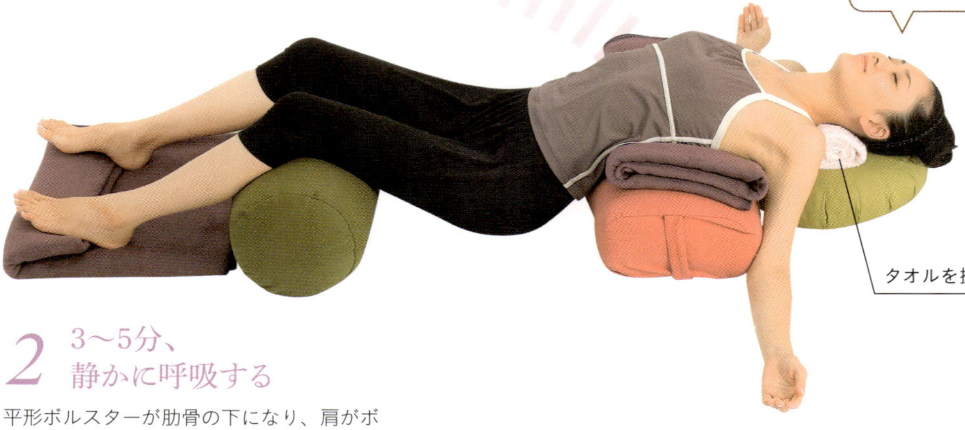

タオルを挟んで首を安定させる

2 3〜5分、静かに呼吸する

平形ボルスターが肋骨の下になり、肩がボルスターにのらないように上体を倒し、タオルを首の下に調節する。ブランケットをかけてアイピローをのせ、両腕を自然に左右に広げ、てのひらを天井に向けて床に置く。目を閉じて３〜５分静かに呼吸する。

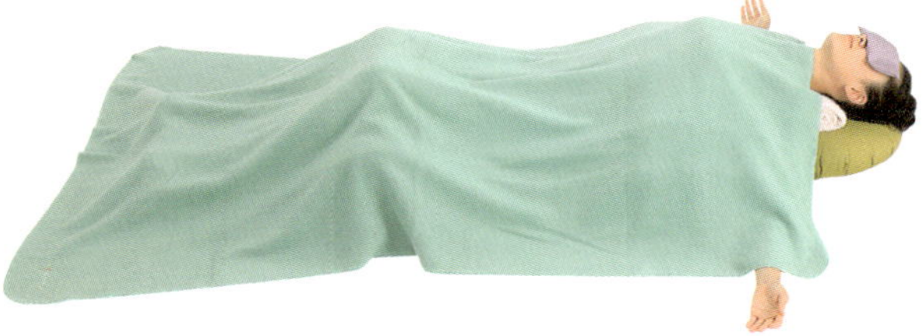

子宝ヨガQ&A

Q 1日のうちの、いつ頃行ったほうがいいですか？

A 空腹時がベストといわれています

もっとも効果的なのは、からだが刺激を敏感に感じとる空腹時。朝行えば目覚めもスッキリ、就寝前に行えば快適な睡眠効果も得られます。逆に、食後すぐに行うのは、内臓に負担がかかってしまうので避けましょう。また、入浴直前直後もからだへの負担が大きいので避けたほうがよいでしょう。

Q お手本通りのポーズができません。効果が得られるか気になります

A 気持ちよく行えればＯＫ

完成ポーズはあくまでもお手本なので、自分が気持ちよく伸びていると感じられれば十分。お手本ポーズを理想として、頭の中でイメージして行うだけで、からだの伸びも変わってきます。ポイントだけに注意しつつ、リラックスして行いましょう。無理をしてストレスにならないよう、また、けがをしないように気をつけて。ウォームアップで、からだをほぐしておくことも大切です。

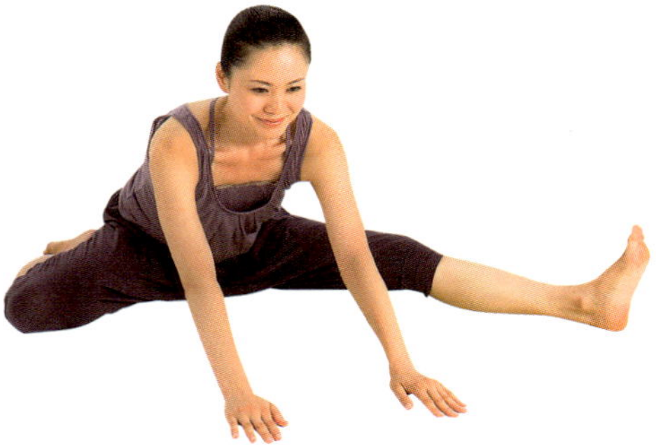

Q 効果はどれくらいで表れますか？長く続けられるか不安です

A 焦らず前向きな気持ちで続けてみましょう

効果が出てくる時期は人それぞれ。なかなか結果が出ないと不安になりがちですが、今の自分と、始める前の自分に、体調や気持ちに何か変わったことはありませんか？　自分もきっと赤ちゃんを授かることができると信じて、前向きな気持ちで続けていれば、きっと赤ちゃんはやってきてくれます。

Q テレビを見たり、音楽を聴きながら行ってもいいですか？

A リラックスできる音楽ならＯＫ

子宝ヨガは、こころを静めて、あたたかい呼吸をイメージしながら行うことが重要なポイントです。静かで落ち着いた環境で行ったほうが、効果はより高まります。リラックスできるような音楽であれば相乗効果が期待できますが、テレビを見ながら行うことは、意識が散漫になってしまうのでおすすめできません。

Q ポーズを行うことに集中するとうまく呼吸ができません

A まずは呼吸を気持ちよく行うことが大切

呼吸をしながらポーズを行っていくうちに、呼吸が自然とポーズに合っていくことに気づくはずです。それが、からだに気がめぐっているという状態です。呼吸をむずかしく感じたり、息を止めてしまうのは緊張して行っているからかも。鼻呼吸ができない場合は、口呼吸でＯＫです。また、ポーズを行う前に、呼吸法を練習しても○。

ふたりの距離がグンと近づく！

パートナーヨガ

赤ちゃんを迎えるには
パートナーとの関係を深めることも大切です。
すれ違いが多いときなどは、ふたりでヨガを行いましょう。
からだとこころがリラックスし、妊娠力がアップします。

パートナーヨガ　密着度

股関節を開くことで、骨盤内の血流をアップ

開脚前屈のポーズ

（3回）

むずかしい開脚前屈も、お互いにサポートし合えば、いつもより、もっとからだの伸びを感じることができます。下半身全体の引き締めにも効果的。

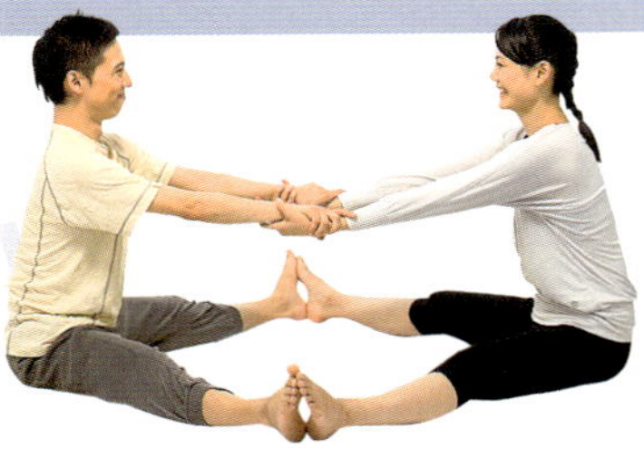

1 向き合って座り、お互いの手首を持つ

開脚の姿勢で床に座り、足裏を合わせる。お互いの手首を持つ。

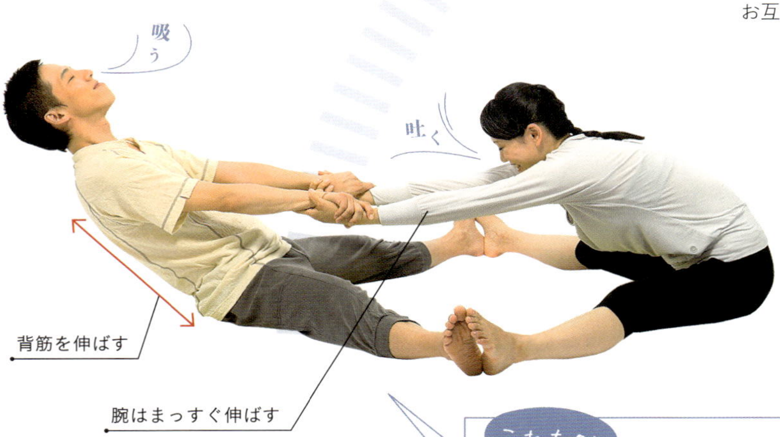

吸う
吐く
背筋を伸ばす
腕はまっすぐ伸ばす

2 交互に引き合う

男性は息を吸いながら上体を後ろに倒し、女性は息を吐きながら相手に身を任せて上体を前に倒す。このとき、男性は力任せに引っ張らず、重心の移動を利用して相手のからだを引く。*1*の姿勢に戻り、反対側も同様に行う。*1*～*2*を3回繰り返す。

これもOk

開脚の姿勢がつらい人は、お尻の下にクッションなどを敷くと楽に座れる。

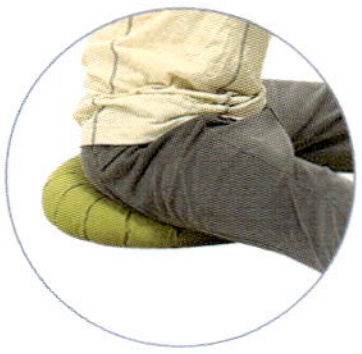

試してみたいバリエーション

密着度

ふたりで円を描くようにして引き合う

開脚前屈のポーズの*1*と同じ姿勢をとり、ふたりの間に円を描くようなイメージで、上半身全体を大きく右回りに回す。4～5周繰り返したら、左回りに4～5周回す。

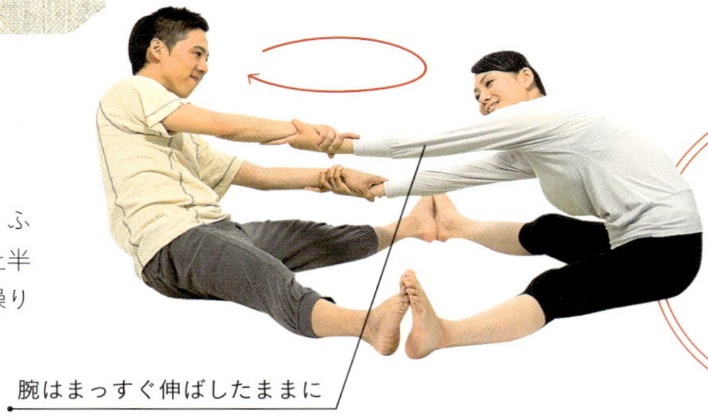

腕はまっすぐ伸ばしたままに

LOVE point

ふたりでリズムよく行いましょう

からだが気持ちよく伸び、内臓の機能もアップ

立位腰椎ストレッチのポーズ

（3回）

上にのる人は、相手の背中に重心を預け、脱力しましょう。からだの前面と背面が十分に伸びるので、リラックス効果も満点です。

1 背中合わせに立つ

腰幅に足を開いて背中合わせに立ち、両腕を上げて男性は女性の手首を持つ。

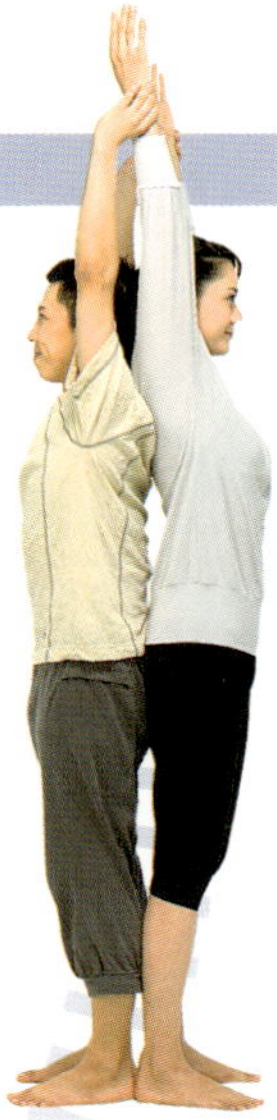

2 腰を落として相手の手を斜め上に引く

男性は女性のお尻の下まで腰を落とし、息を吸いながら斜め上に向かって女性の手を引く。女性は息を吸いながら自然に引っ張られる。

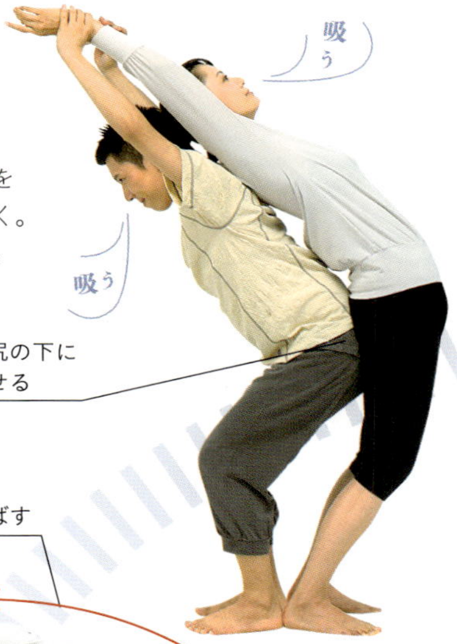

吸う
吸う
女性のお尻の下に
仙骨をのせる

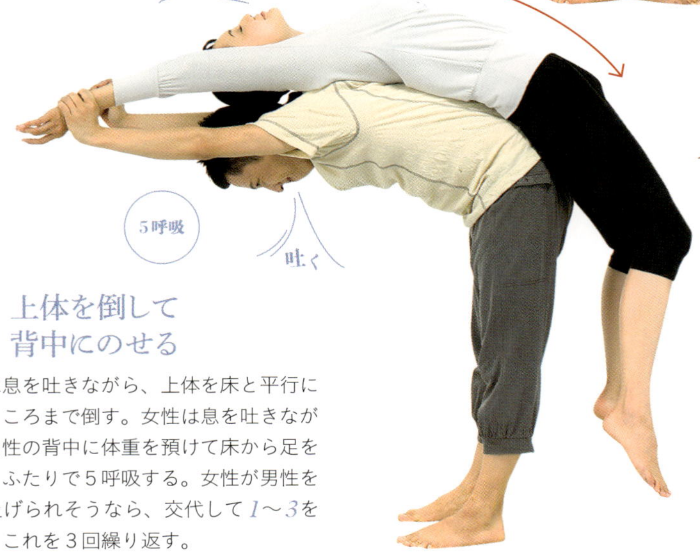

前面を伸ばす
吐く
5呼吸
吐く

左右に揺らすと
さらに気持ちいい！

3 上体を倒して背中にのせる

男性は息を吐きながら、上体を床と平行になるところまで倒す。女性は息を吐きながら、男性の背中に体重を預けて床から足を離す。ふたりで５呼吸する。女性が男性を持ち上げられそうなら、交代して*1*～*3*を行う。これを３回繰り返す。

LOVE point

呼吸を合わせ、
声を掛け合いながら
行いましょう

腹部を重点的に刺激し、骨盤内を活性化

親密なお腹のマッサージ

1～2回

お腹のマッサージは、リラックスして、
相手のリードに任せることがポイント。
力を抜いて、マッサージを楽しみましょう。

1 お腹をマッサージする

男性は、腰幅より足を開いて座る。女性は男性の足の間にあお向けになり、両足を男性の腰に回す。両腕は自然に開き、自然呼吸を8回繰り返す。男性は女性のお腹を右回りに円を描くようにマッサージする。このとき、女性の呼吸に合わせ、息を吐くタイミングでお腹を押し、吸うタイミングで力を抜くというように行う。

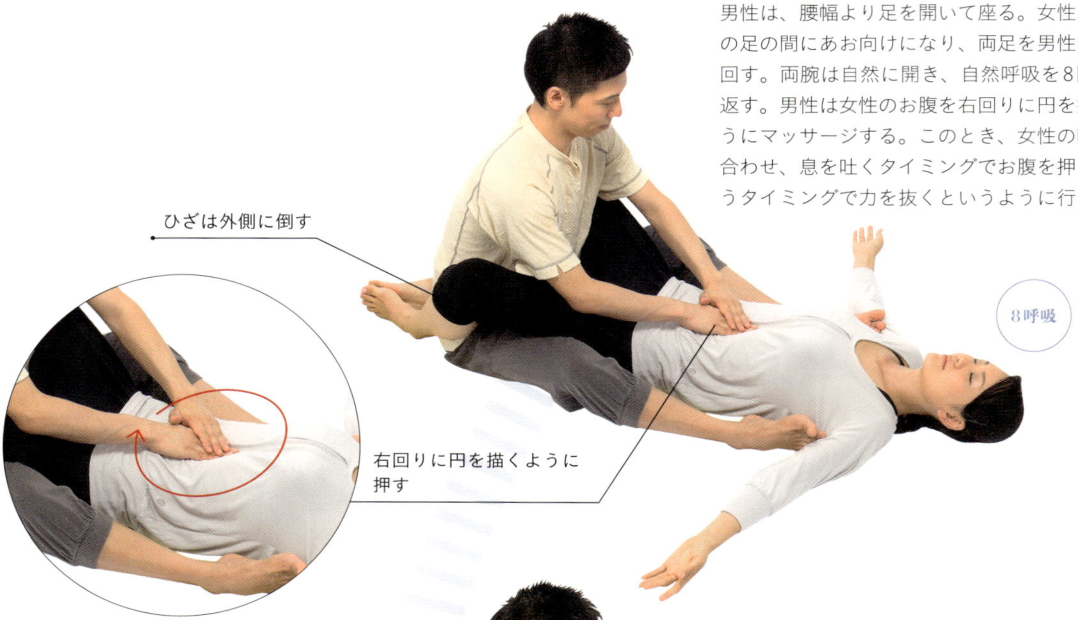
ひざは外側に倒す
8呼吸
右回りに円を描くように押す

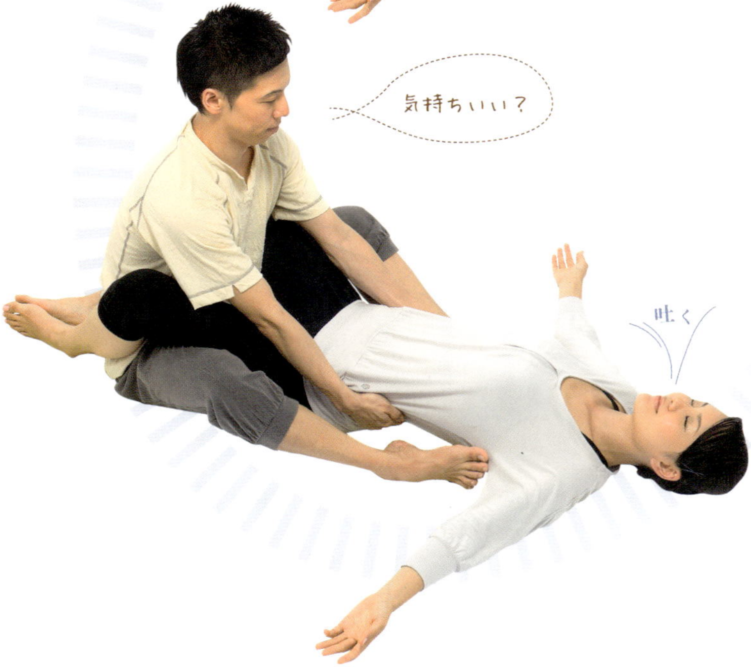
気持ちいい？
吐く

2 背中をマッサージする

男性は両手を女性の背中の上部に差し入れ、女性の吐く呼吸に合わせてわきから腰に向かって軽く持ち上げるようにして、てのひらを1回滑らせる。

3 足裏をお腹に当てる

男性は立てひざになって女性のかかとを持ち、女性の足裏を自分のお腹に当てる。女性は胸の前でてのひらを合わせる。体勢が整ったら、ふたりで同時に息を吸う。

足裏は肋骨の下あたりに当てる

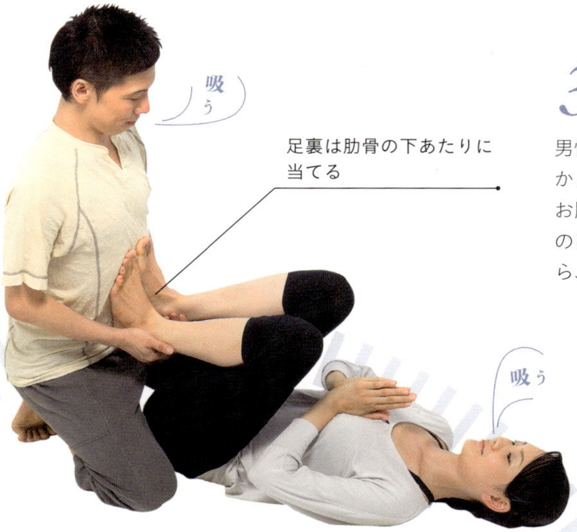

LOVE point

マッサージの
力の加減など
コミュニケーションを
とりながら
行いましょう

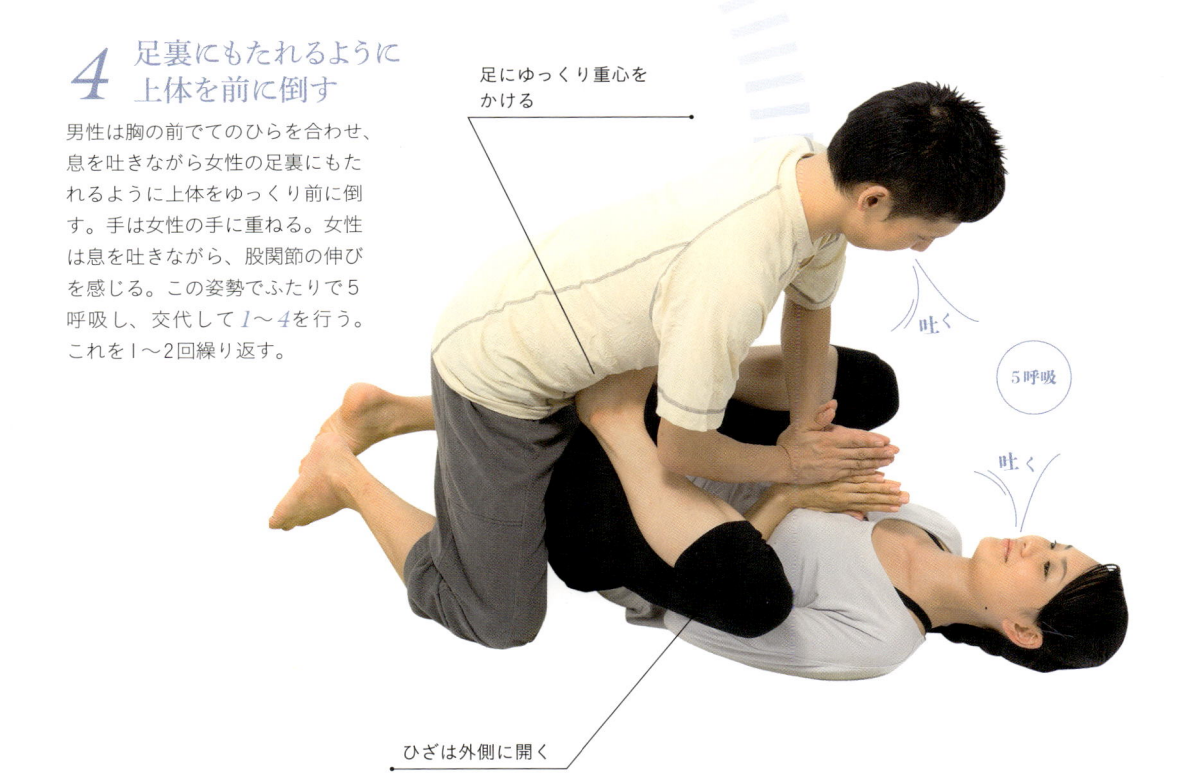

4 足裏にもたれるように上体を前に倒す

男性は胸の前でてのひらを合わせ、息を吐きながら女性の足裏にもたれるように上体をゆっくり前に倒す。手は女性の手に重ねる。女性は息を吐きながら、股関節の伸びを感じる。この姿勢でふたりで5呼吸し、交代して*1*〜*4*を行う。これを1〜2回繰り返す。

足にゆっくり重心をかける

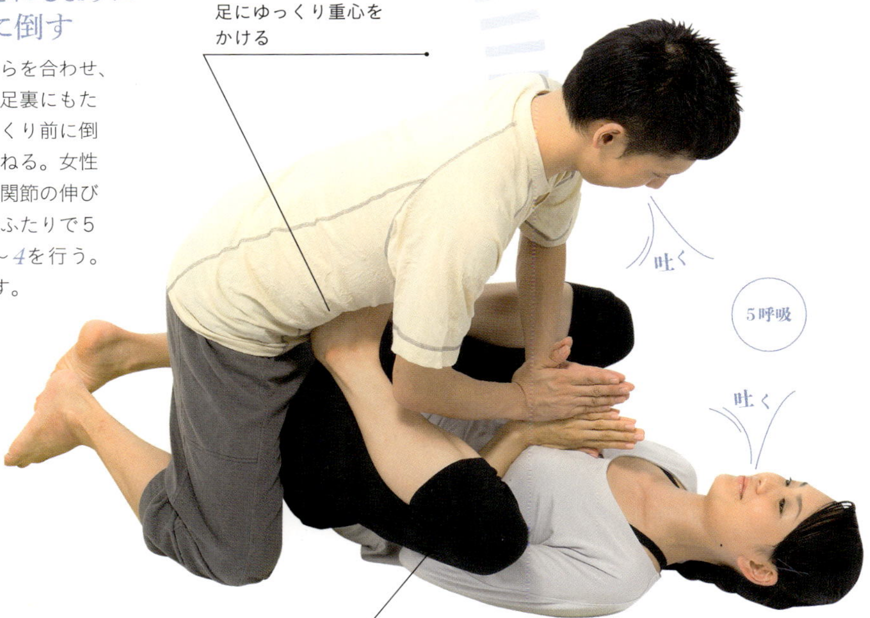

ひざは外側に開く

腰痛が気になる人にもおすすめ

胎児のポーズ

**首から肩、背中、腰までしっかり伸びるので、上半身の凝りがとれます。
バリエ1は首まわりから肩甲骨の凝り、
バリエ2は腰の凝りによく効きます。**

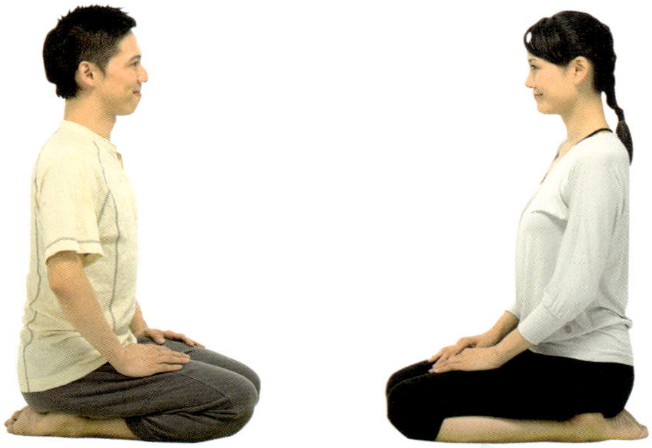

1 向き合って正座する

お互いのひざまでの距離が約30cmになる位置に、向き合って正座する。

2 頭の上で手を組み、上体を前に倒す

女性は頭の上で手を組み、息を吐きながら男性のひざに向かって上体を前に倒していく。組んだ腕が男性のひざについたら、そのままもたれかかって5呼吸する。男性は女性の吐く呼吸のタイミングに合わせて背中を押す。交代して*1*〜*2*を行う。

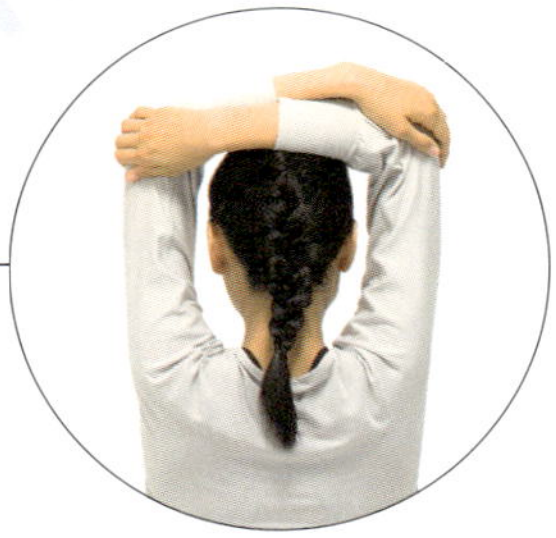

二の腕を耳の後ろの位置に上げ、両ひじを頭の上で抱える

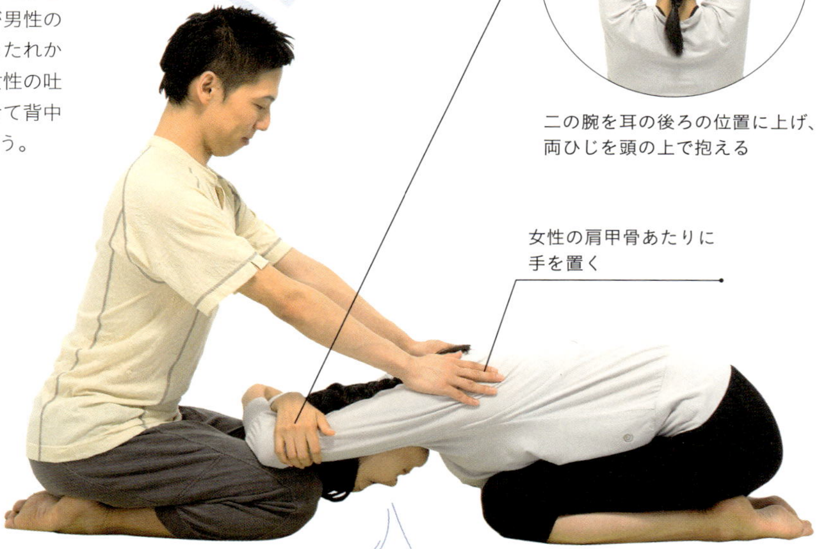

女性の肩甲骨あたりに手を置く

吐く

5呼吸

LOVE point

相手の
呼吸に合わせて
背中をゆっくり
押してあげましょう

試してみたいバリエーション

バリエ1　密着度 ♥♥♡

上体を前に倒し、相手の肩甲骨に手を置く

向き合って正座し、お互いの肩に腕をかけ、息を吐きながらゆっくり上体を前に倒す。お互いの距離はそれに合わせて調整し、てのひらの位置は徐々に相手の肩甲骨のほうへずらしていき、５呼吸する。

LOVE point
呼吸を合わせて
行いましょう

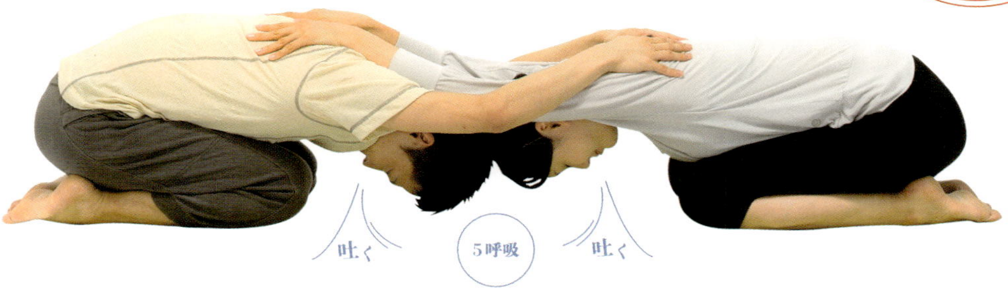

吐く
5呼吸
吐く

バリエ2　密着度 ♥♥♡

LOVE point
背中で
相手の呼吸を
感じましょう

1 仙骨と尾てい骨を合わせて準備する

男性は正座して頭と両腕を床につけ、息を吸う。女性は自分の尾てい骨を男性の仙骨に当てて座り、息を吸って準備する。

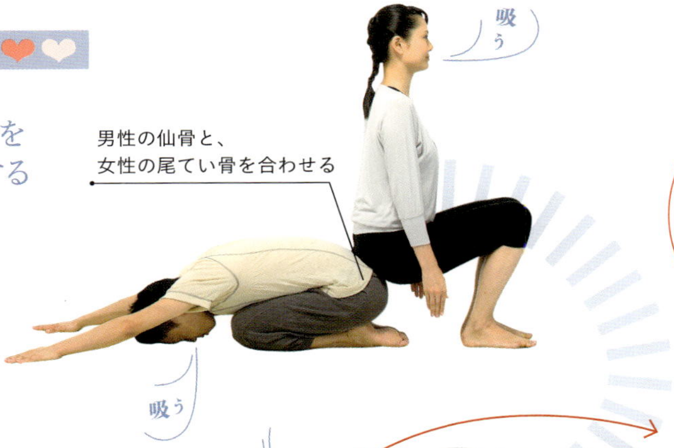

吸う
男性の仙骨と、
女性の尾てい骨を合わせる
吸う

2 女性は男性の背中にもたれかかる

女性は息を吐きながら男性の背中にそってゆっくりと倒れ、両腕を頭上に上げる。男性は息を吐きながら女性の手を引っ張る。この姿勢で５呼吸し、交代して*1*～*2*を行う。

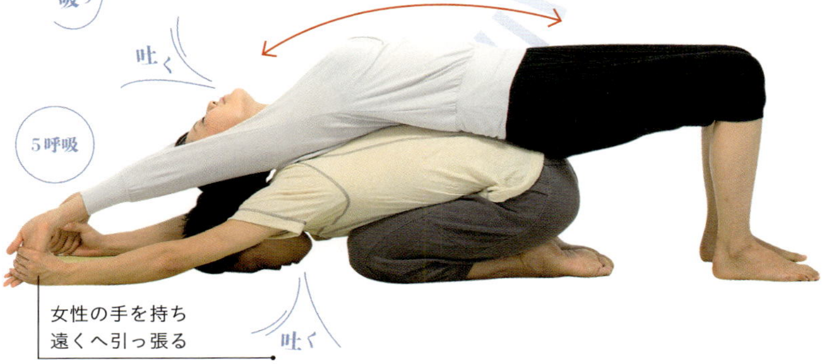

吐く
5呼吸
女性の手を持ち
遠くへ引っ張る
吐く

仙骨が刺激され、骨盤まわりの血流がグンとアップ

ハッピーベイビーのポーズ

信頼関係のあるパートナーだからこそ、チャレンジできるポーズ。相手の重みを利用して、太ももの裏から腰、股関節をしっかり伸ばしましょう。

1 足裏とてのひらを合わせる

女性はあお向けになって足を上げ、ひざを曲げる。両腕は自然に開く。男性は女性のもも裏にひざをやさしく押し当てて重心をかけ、てのひらを女性の足裏にのせて、女性のひざをわきへ近づけるように押す。呼吸を合わせて５呼吸する。

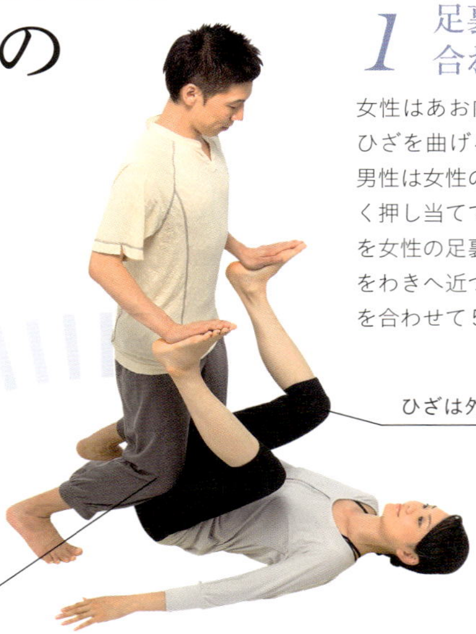

ひざは外側に開く

5呼吸

仙骨が床から離れないように押さえる

2 上体を前に倒して、肩に手をのせる

男性は息を吐きながら上体を前に倒していき、女性の足裏を肩の内側に当て、両腕で女性の肩を床に向かってやさしく押す。女性は息を吐きながら、ひざを広げていく。この姿勢でふたりで５呼吸し、交代して*1*〜*2*を行う。

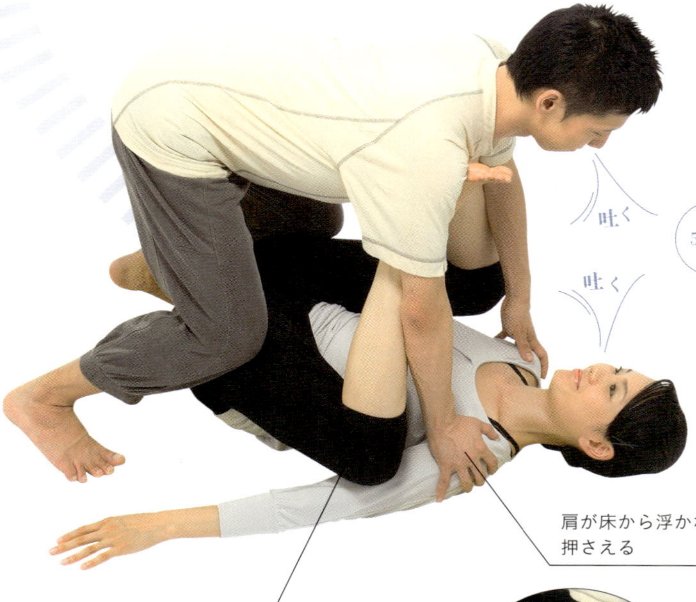

吐く

吐く

5呼吸

肩が床から浮かないように押さえる

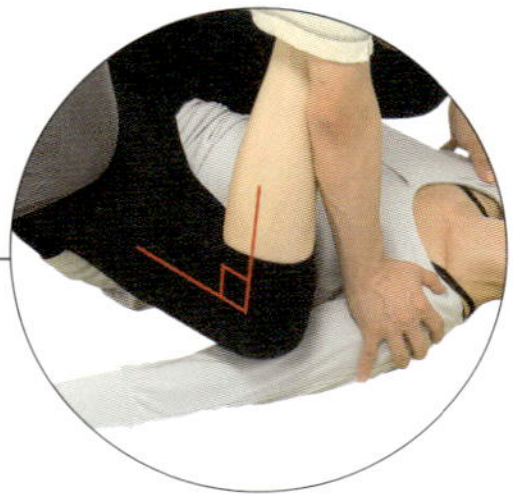

ひざは90度に曲げ、わきに近づける

LOVE point

相手の目を見ながら呼吸を合わせて行いましょう

深い呼吸を繰り返し、身もこころもリラックス

リラックスのポーズ

クールダウンとしてもおすすめのポーズ。
相手のお腹に手を置くことで一体感と安心感が得られます。

用意するもの

- タイマー

LOVE point

気持ちを合わせ、
相手の呼吸を
感じましょう

1 あお向けになって、相手のお腹に手をのせる

タイマーを5〜10分にセットする。相手の足もとに頭がくるように、あお向けになる。内側の手を相手のお腹に置き、反対側の手を相手の手にのせる。目を閉じて、5〜10分静かに呼吸する。

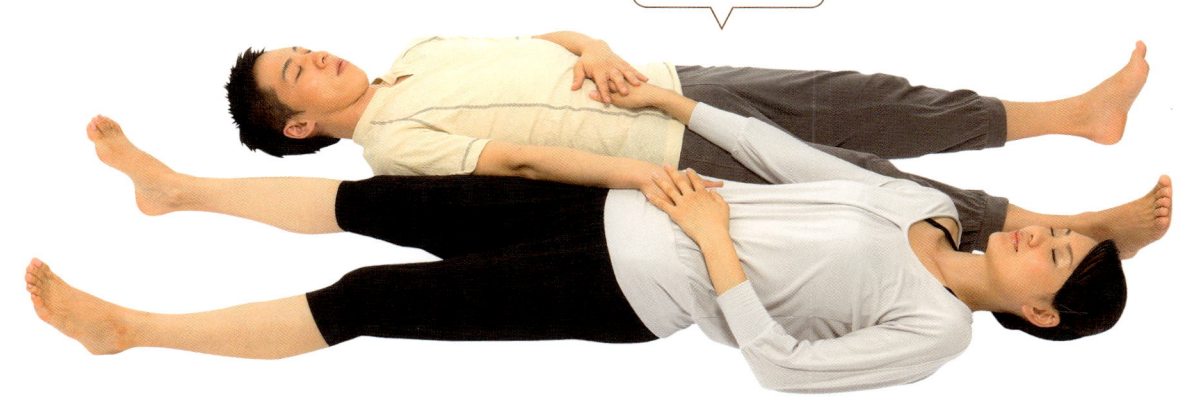

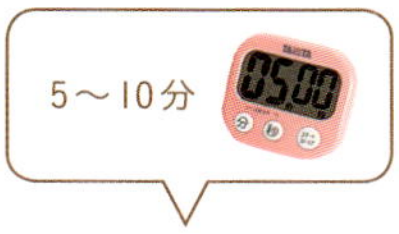

試してみたいバリエーション

密着度

交差に重なってあお向けになる

タイマーを5〜10分にセットする。男性、女性とも、足を重ねるようにしてあお向けになり、お互いの足の甲をつかみ、目を閉じて5〜10分静かに呼吸する。

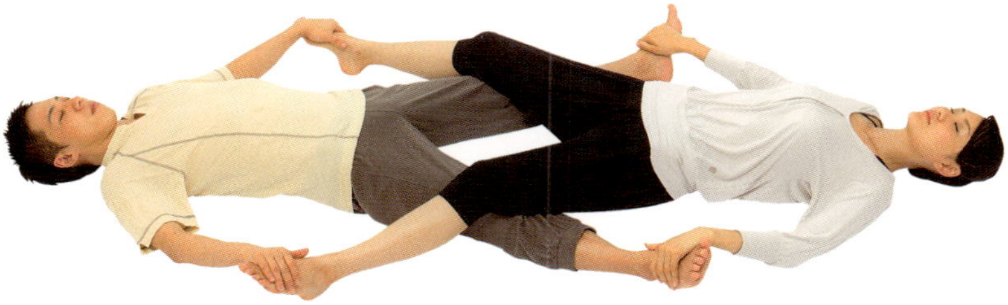

男性も試してみよう！
メンズヨガ

運動不足や太り過ぎ、ストレス過多の生活は、男性ホルモンの分泌を低下させたり、性機能低下を引き起こしたりしがち。ここで紹介するメンズヨガや適度な運動、趣味などで、心身を健康に保つようにしましょう。

メンズヨガ

難易度 ＊＊＊

ダイナミックに動いてやる気アップ
英雄2のポーズ

左右各1～2回

全身の力を取り戻し、
ストレス解消にもぴったりのポーズ。
足を力強く使うことで
股関節まわりも刺激され、
下半身の血流もよくなります。

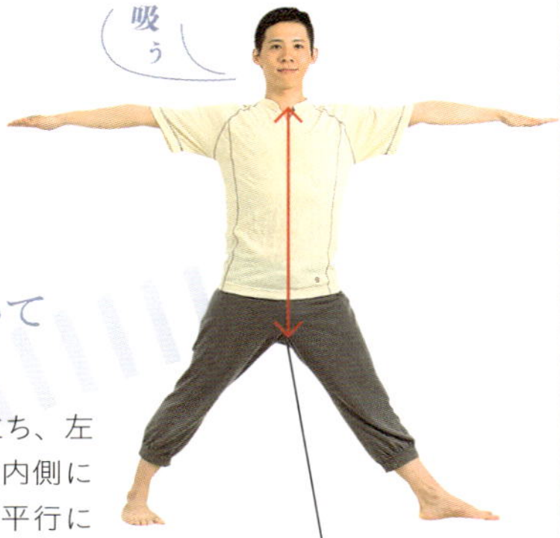

吸う
体の中心軸はまっすぐに

1 足を大きく開いて立つ

足を腰幅の約3倍に開いて立ち、左足先は左へ90度、右足先は内側に60度に向ける。両腕は床と平行に左右に広げ、体の中心軸がまっすぐになるように立って息を吸う。

2 左ひざを曲げて、腰を落とす

足の小指が床から離れないようにしっかり踏み込み、息を吐きながら左ひざを直角になるように曲げる。視線は左手の中指に向け、5呼吸する。反対側も*1*～*2*を同様に行い、左右各1～2回繰り返す。

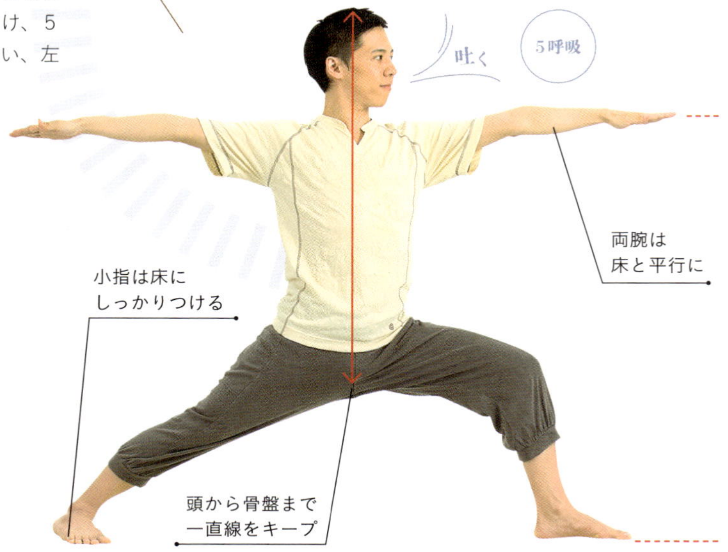

英雄になった気分で、堂々と！
吐く
5呼吸
両腕は床と平行に
小指は床にしっかりつける
頭から骨盤まで一直線をキープ

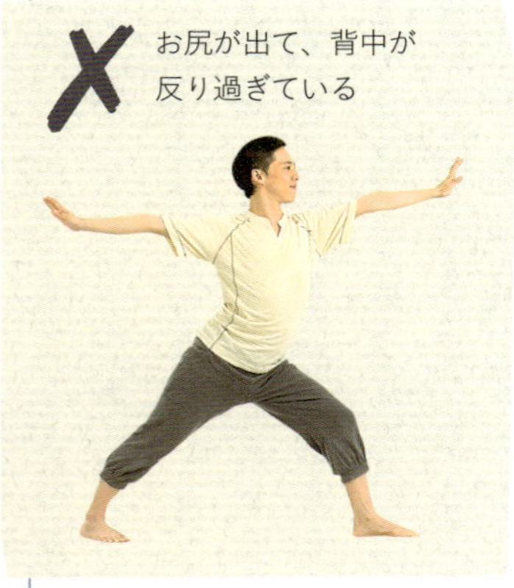

✕ お尻が出て、背中が反り過ぎている

メンズヨガ

難易度 ***

縮こまりがちな側面を伸ばし、気分もシャキッと

三角のポーズ

左右各1～2回

上体を真横に倒して側面をしっかり伸ばすことで、
からだ全体が活性化し、代謝が高まります。
無理をせず、気持ちよいと感じるところまで傾けて。

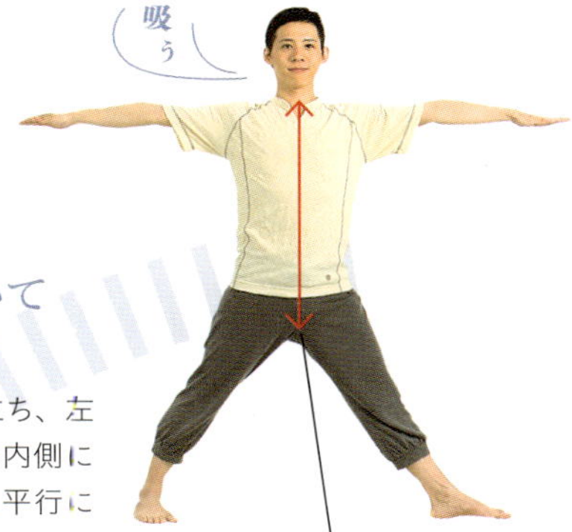

吸う
体の中心軸はまっすぐに

1 足を大きく開いて立つ

足を腰幅の約3倍に開いて立ち、左足先は左へ90度、右足先は内側に60度に向ける。両腕は床と平行に左右に広げ、体の中心軸がまっすぐになるように立って息を吸う。

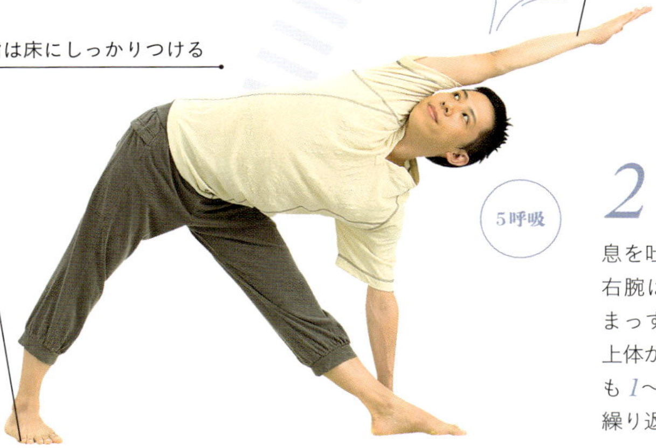

吐く
腕は耳にそってまっすぐ伸ばす
小指は床にしっかりつける
5呼吸

2 上体を床と平行に倒す

息を吐きながら上体を左に倒していき、右腕はわきを伸ばすように耳にそってまっすぐ伸ばし5呼吸する。このとき、上体が前に傾かないようにする。反対側も1～2を同様に行い、左右各1～2回繰り返す。

これにもチャレンジ

両腕を平行に伸ばす

2の姿勢の後、息を吐きながら左腕を床から離し、両腕が床と平行になるようにまっすぐ伸ばし、5呼吸する。お腹をしっかり引き上げ、上体を下半身で力強く支えることで丹田に力がつき、精力も高まる。

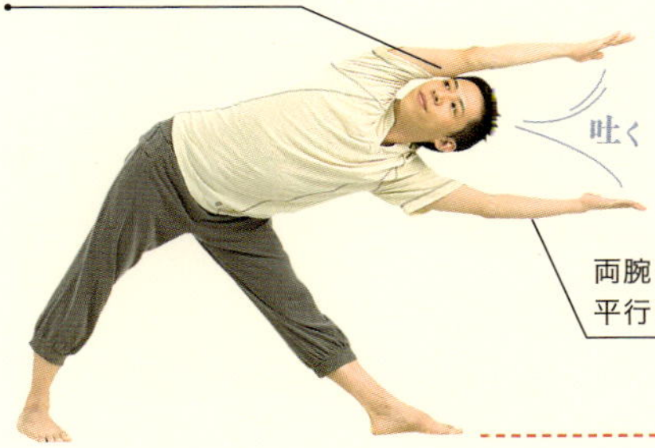

視線は天井に向ける
吐く
5呼吸
両腕は床と平行に上げる

メンズヨガ

難易度 ＊＊＊

下半身の筋肉を強化し、運動不足を解消

いすのポーズ

（3～5回）

からだの中心から下半身全体の筋肉を使う、運動量の高いポーズ。柔軟性を高める効果も期待できます。

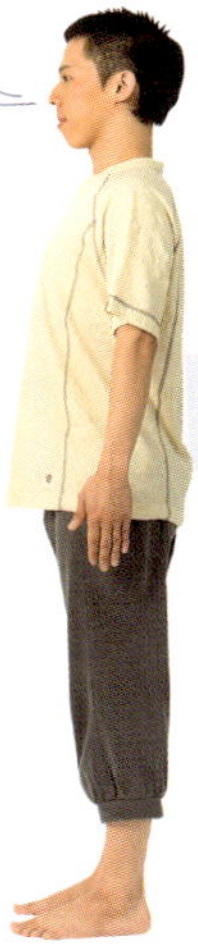

1 背筋を伸ばして立つ

※20ページ「山のポーズ」参照

足を腰幅に開いて立ち、両腕は自然におろし、息を吸う。

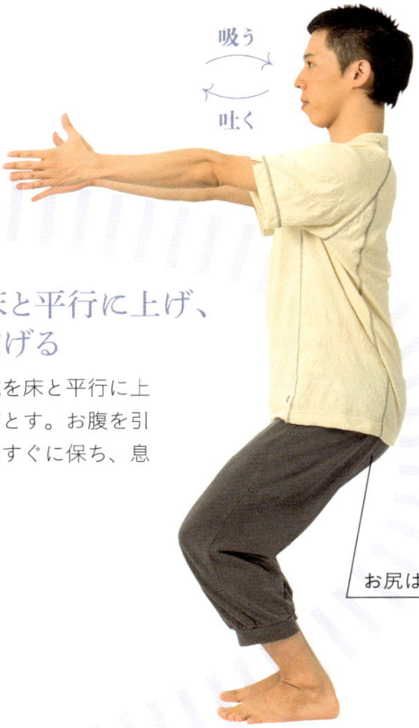

2 両腕を床と平行に上げ、ひざを曲げる

息を吐きながら両腕を床と平行に上げ、ゆっくり腰を落とす。お腹を引き上げ、背筋をまっすぐに保ち、息を吸う。

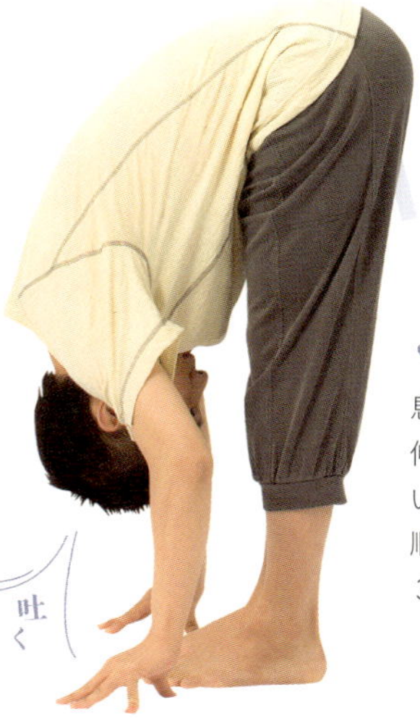

3 上体を前に倒す

息を吐きながらゆっくりとひざを伸ばして上体を前に倒す。息を吸いながら上体を起こして*2*、*1*の順に戻り、再び*1*→*2*→*3*→*2*を3～5回繰り返す。

これもOk

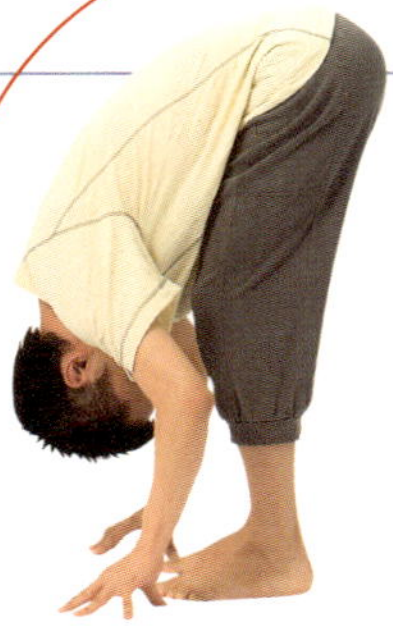

ひざは曲がってもよいので、背中から腰を伸ばすように意識する。

難易度 ***

下腹部が鍛えられ、身体能力も高まる

ボートのポーズ

3〜5回

腹筋を使ってバランスをとろうとすることで、集中力も高まります。
力を入れ過ぎたり、呼吸を忘れたりしないように注意しましょう。

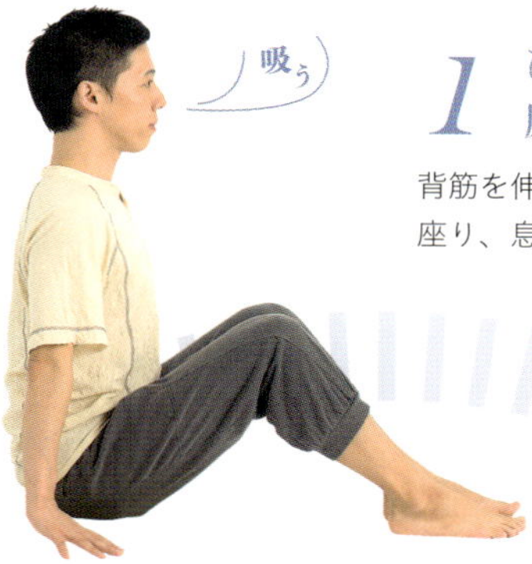
吸う

1 ひざを立てて床に座る

背筋を伸ばして骨盤を立てるように座り、息を吸う。

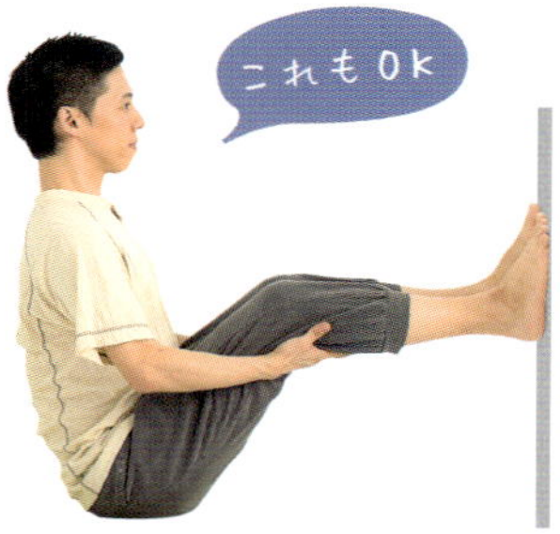
これもOK

お尻でバランスをとるのがむずかしい場合は、壁を使って足を床と平行に上げる。両手はひざ裏に添えるか、床につける。

2 両腕と両足を床と平行に上げる

てのひらを内側に向け、息を吐きながら、両腕と両足のひざから下を、床と平行にゆっくり上げる。お腹を引き上げてバランスをとり、5呼吸する。*1*〜*2*を3〜5回繰り返す。

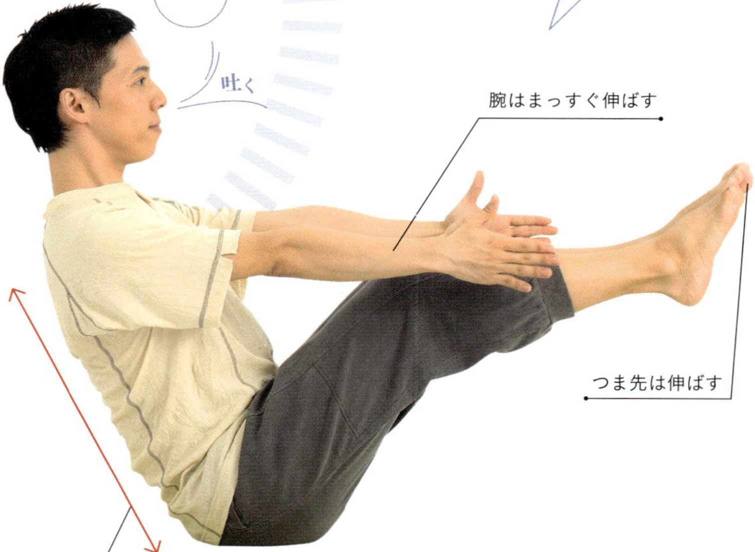
5呼吸
吐く
腕はまっすぐ伸ばす
つま先は伸ばす
背筋はまっすぐ伸ばす

メンズヨガ

難易度 ＊＊＊

からだ全体が鍛えられ、スタミナもアップ！

プッシュアップのポーズ

3〜5回

からだをまっすぐに保ち、体軸を感じることで、腹筋や背筋、二の腕など、全身の筋肉を強化します。憂鬱な気分もすっきり解消！

1 腕立て伏せの姿勢になる

両腕はひじを伸ばして肩の真下につき、足は腰幅に開き、両腕とつま先でからだを支える。お腹を引き上げながらからだを一直線に保ち、息を吸う。

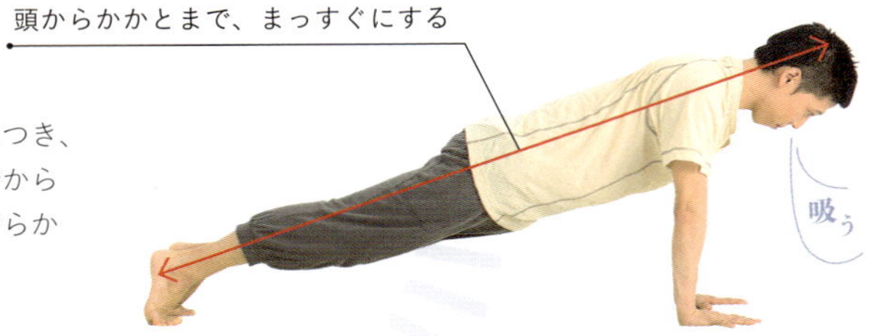

頭からかかとまで、まっすぐにする
吸う

2 ひじを曲げる

息を吐きながらひじを曲げて上体を床に近づけ、そのまま5呼吸する。このとき、わきを締めて、体側にしっかりつける。*1*〜*2*を3〜5回繰り返す。

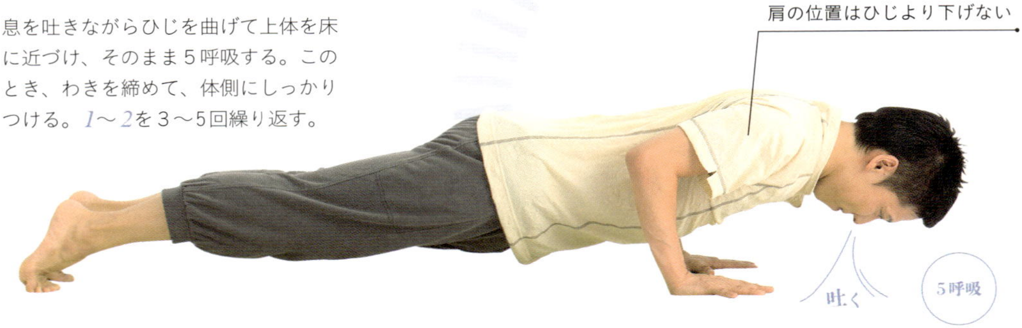

肩の位置はひじより下げない
吐く
5呼吸

試してみたいバリエーション

ひじを立てて、からだを一直線に保つ

うつ伏せの状態からひじ、つま先を立て、息を吐きながら上半身を床から離す。お腹を引き上げて、頭からかかとまでを一直線にし、5呼吸する。これを3〜5回繰り返す。

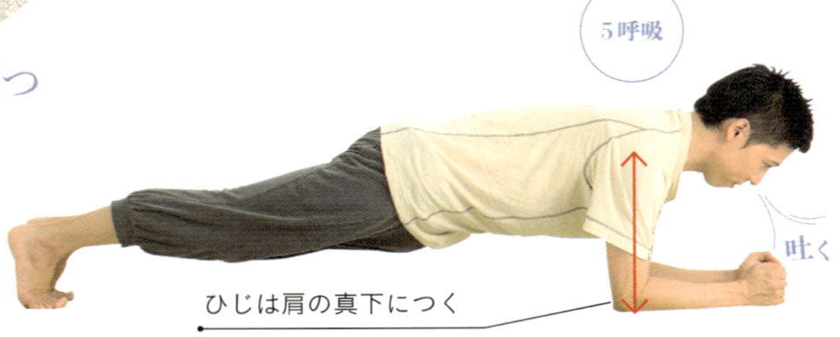

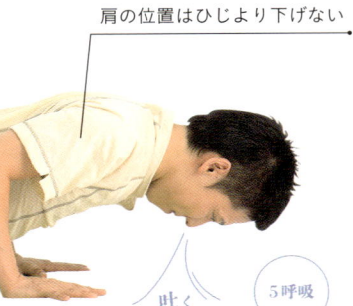

5呼吸
吐く
ひじは肩の真下につく

こころとからだが軽くなる！

症状別のヨガ

なかなか授からなかったり、
不妊治療が続いたりすると、気持ちも沈みがち。
そんなときは、ヨガの力を借りてリフレッシュしましょう。
からだを伸ばし、深い呼吸をすることで、
気持ちも穏やかになります。

やる気が出ないとき

胸を大きく開いて呼吸をすることで、
気持ちがすっきりして、
エネルギーが湧いてきます。
慣れてきたらリズミカルに動いてみましょう！

全身をくまなく動かしエネルギーアップ！

太陽礼拝 （3回）

複数のポーズを連続して行うため、
やる気が高まるほか、
全身の引き締めや
集中力アップなどの効果も。
1日のスタートにもぴったり。

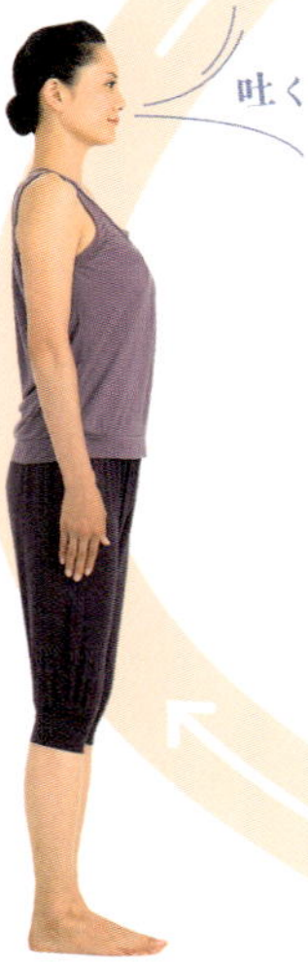

1 背筋を伸ばして立つ

※20ページ「山のポーズ」参照

足を腰幅に開いて立ち、両腕は自然におろして息を吐く。

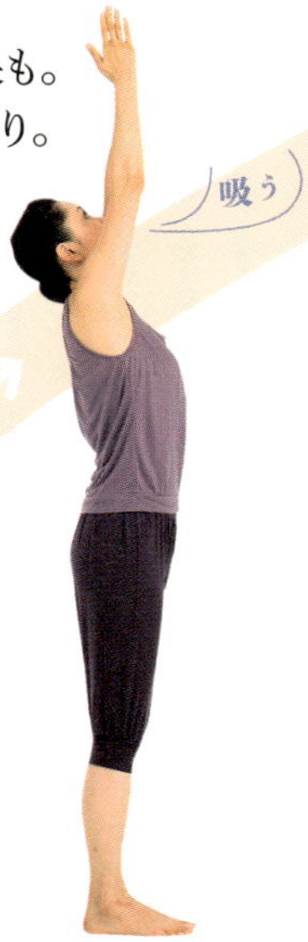

2 両手を合わせて天井に伸ばす

てのひらを胸の前で合わせ、息を吸いながら両腕を天井に向かってまっすぐ伸ばす。視線は親指の付け根に向ける。

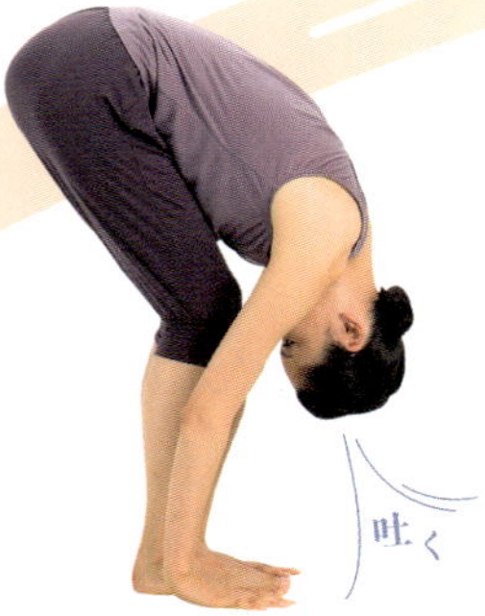

3 前屈する

息を吐きながらゆっくりと上体を前に倒していき、ひざは曲げてもよいので、てのひらを床につける。

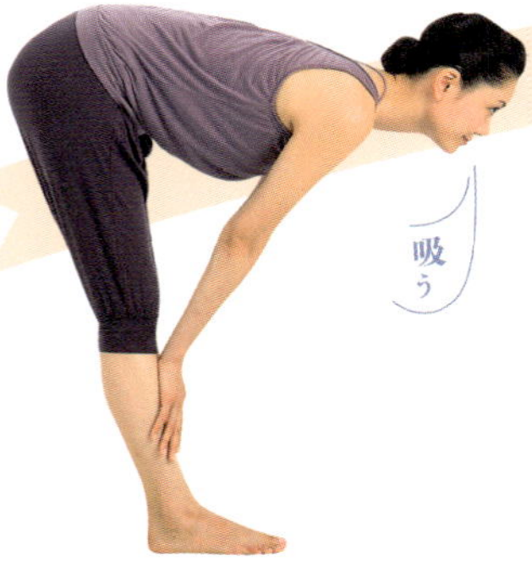

4 モンキーフェイスのポーズをする

息を吸いながらひざを伸ばして上体を起こし、背筋をまっすぐ伸ばす。両手はひざの下に当て、顔は前方へ向ける。

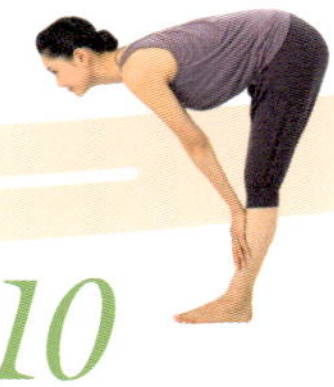

10 モンキーフェイスのポーズをする

4と同様に行う。

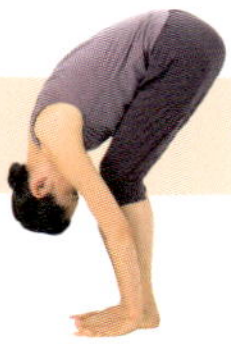

11 前屈する

3と同様に行う。

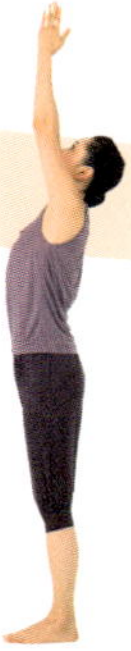

12 両手を合わせて天井に伸ばす

2と同様に行う。

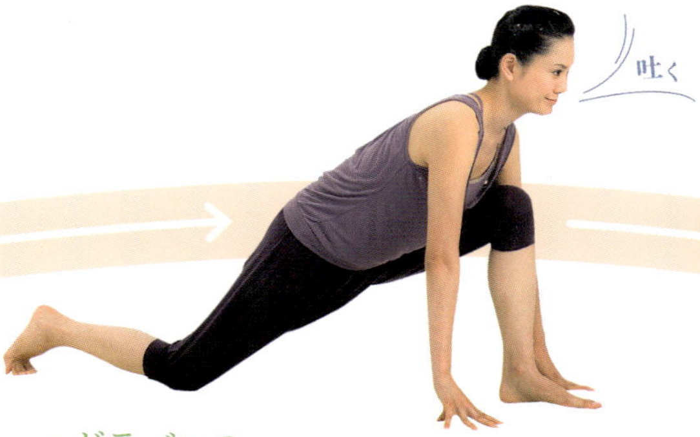
吐く

5 ドラゴンのポーズをする

両手は床につき、息を吐きながら右足を後ろに引いてひざをつく。左足は床と垂直にひざを曲げて立てる。顔は前方へ向け背筋を伸ばす。

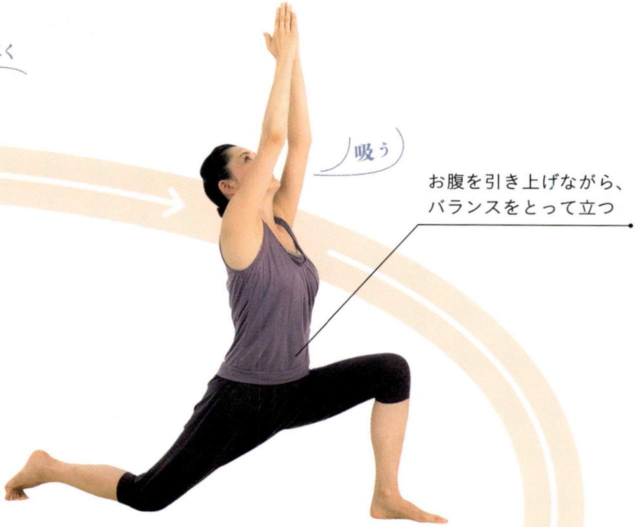
吸う
お腹を引き上げながら、
バランスをとって立つ

6 三日月のポーズをする

息を吸いながら上体を起こし、胸の前でてのひらを合わせ、天井に向かって両腕をまっすぐ伸ばす。視線は親指の付け根に向ける。

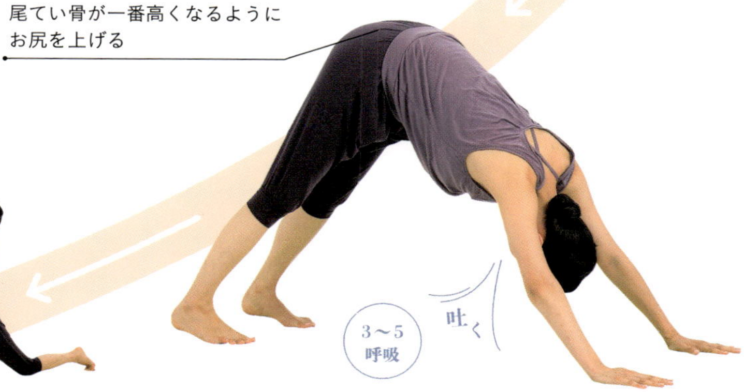
尾てい骨が一番高くなるように
お尻を上げる
吐く
3～5
呼吸

7 ダウンドッグのポーズをする

息を吐きながら両手を床につき、左足を後ろに引いて右足の横に腰幅にそろえ、かかとを床に近づける。頭は腕の間に楽におろす。視線を足元に向けて３～５呼吸する。

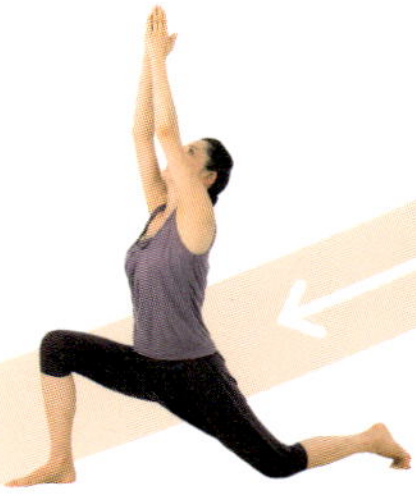

8 三日月のポーズをする

6で行ったポーズを逆の足で行う。右足を前に出し、息を吸いながら上体を起こし、胸の前でてのひらを合わせ、天井に向かって両腕をまっすぐ伸ばす。視線は親指の付け根に向ける。

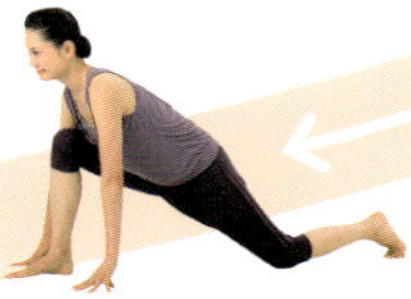

9 ドラゴンのポーズをする

5で行ったポーズを逆の足で行う。息を吐きながら両腕をおろして床につけ、顔は前方へ向ける。

イライラするとき

肩や背中、股関節まわりの凝りは、イライラの原因に。
ふだんあまり動かさない分、十分に伸ばして。
胸を開くことで、こころに落ち着きを取り戻せます。

肩まわりの緊張をほぐしてリフレッシュ

猫の変形のポーズ

腕を遠くについてわきを伸ばし、胸を開くことで、
肩や肩甲骨まわりの筋肉をほぐします。
お尻を高く上げて、背骨を
しなやかに伸ばしましょう。

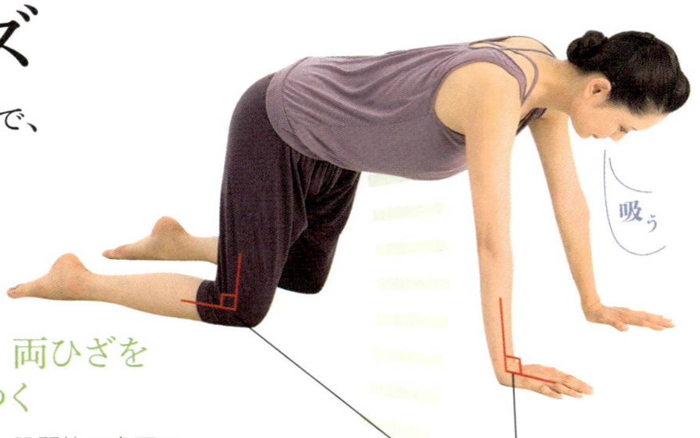

1 両手、両ひざを床につく

肩の真下に両手、股関節の真下に
両ひざをつき、息を吸う。

手首とひざは
床と垂直にする

お尻の高さは *1* の位置を保つ

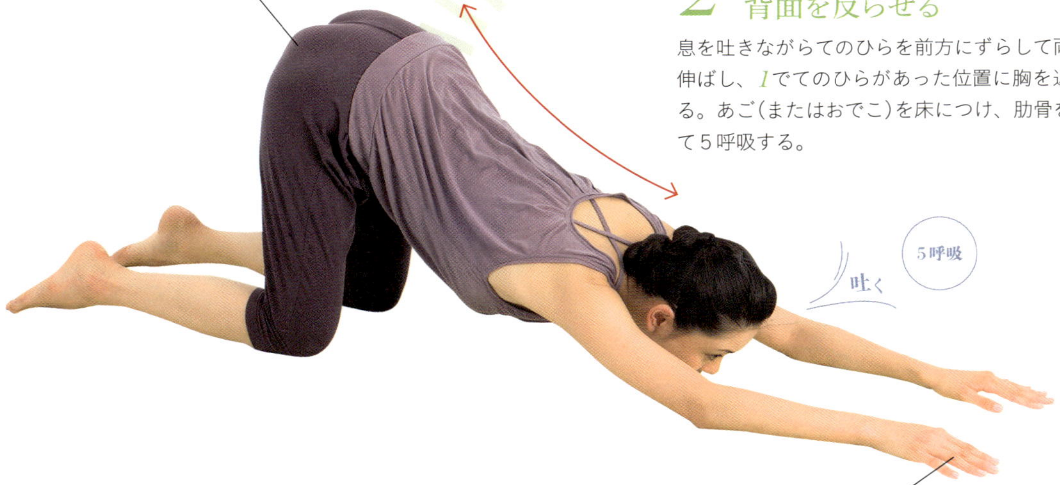

2 あごを床につけ、背面を反らせる

息を吐きながらてのひらを前方にずらして両腕を
伸ばし、*1* でてのひらがあった位置に胸を近づけ
る。あご（またはおでこ）を床につけ、肋骨を開い
て５呼吸する。

両腕は平行に、まっすぐ伸ばす

大きく回して、こころもからだも前向きに！

踊るクマのポーズ

3回

関節を大きく回すことで
血流とリンパの流れが活発になり、
からだの凝りがとれていきます。
リズムよく行い、イライラも吹き飛ばして。

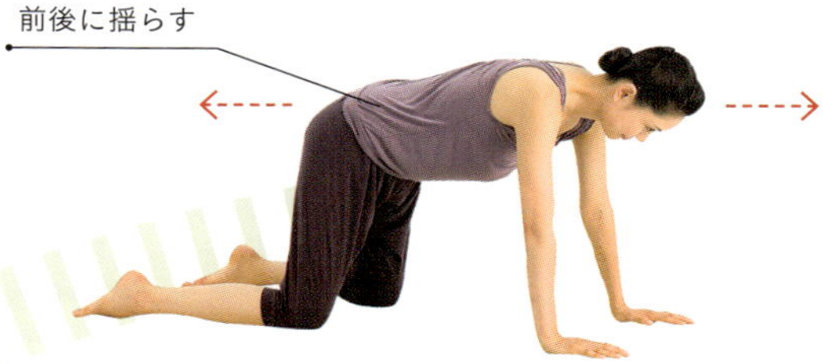

前後に揺らす

1 両手、両ひざを床につき、前後に揺れる

肩の真下に両手、股関節の真下に両ひざをつく。自然呼吸をしながら両腕、両足を軸にして上体を前後に揺らし、肩関節、股関節を少しずつほぐしていく。

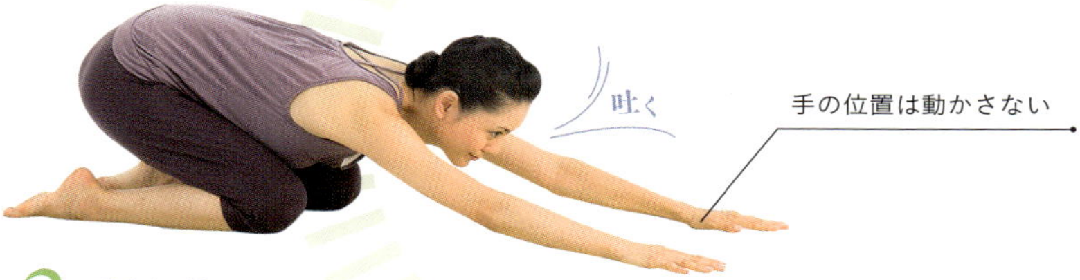

吐く
手の位置は動かさない

2 腰を後ろに引く

息を吐きながら腰を後ろに引いて両腕を伸ばす。

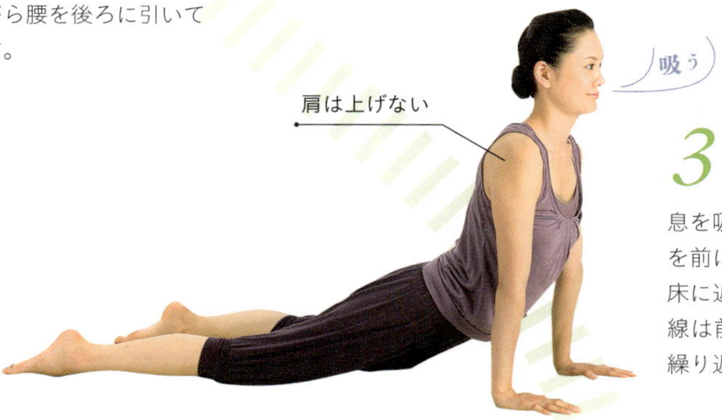

吸う
肩は上げない

3 背面を反らして前に伸びる

息を吸いながら両腕を立てて上体を前に移動させ、太ももの前面を床に近づけて、背中を反らす。視線は前方へ向ける。*2*〜*3*を３回繰り返す。

4 からだ全体で円を描くように回す

自然呼吸をしながら、肩関節、股関節をゆるめ、背骨をしならせて、からだ全体で円を描くように上体を回す。右回り、左回りを各３回行う。*1*〜*4*を３回繰り返す。

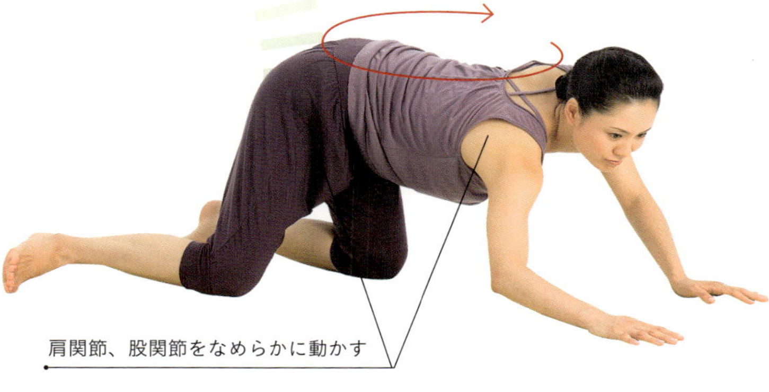

肩関節、股関節をなめらかに動かす

眠れないとき

骨盤や背中の緊張をほぐすと、頭がリラックスし、眠りにつきやすくなります。また、呼吸に意識を向けることも大切です。ゆっくり、深く、気持ちよくが基本です。

背中の筋肉を楽に伸ばす

バタフライのポーズ

上体を倒して腰から背中までじっくり伸ばします。おでこを床に近づけようと頑張り過ぎて、息を止めないように気をつけましょう。

1 足裏を合わせて座る

タイマーを5〜10分にセットし、床に座って足裏を合わせ、ひざをゆるめてダイヤ形をつくる。両腕は肩の力を抜いて自然に床におろす。息を吸う。

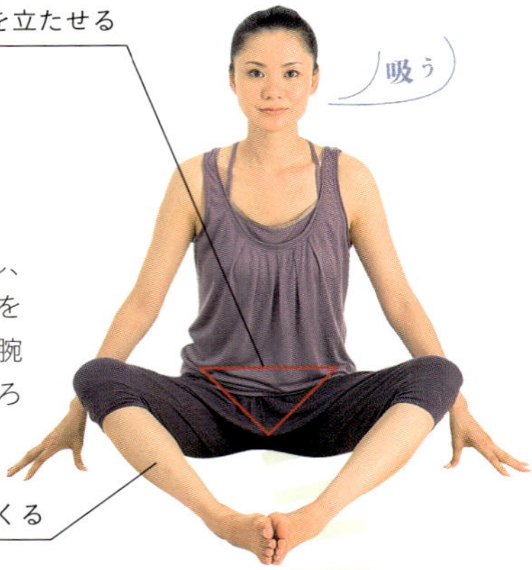
背筋を伸ばし、骨盤を立たせる
吸う
両足でダイヤ形をつくる

用意するもの

- タイマー

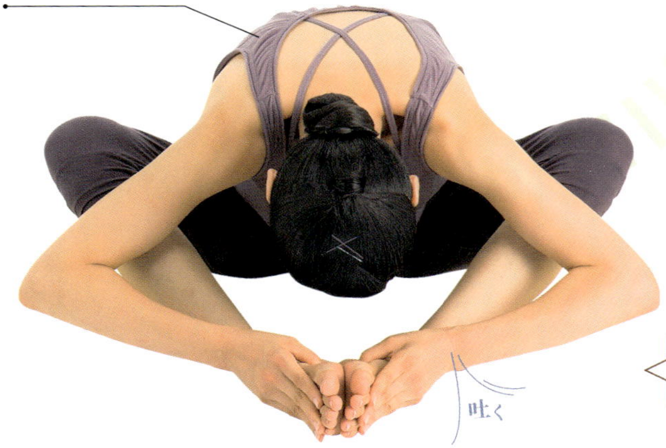
腰から上体を倒す
吐く

2 上体を前に倒す

両手を足の甲に添え、息を吐きながら、土踏まずにおでこを近づけるように上体を前に倒す。背中が伸びて気持ちいいと感じるところまで倒れたら、目を閉じて5〜10分静かに呼吸する。

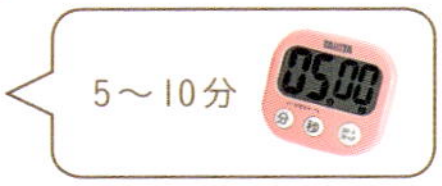
5〜10分

試してみたいバリエーション

ボルスターを抱えて上体を前に倒す

タイマーを5〜10分にセットする。からだの前に、おでこが楽につく高さまでボルスターやクッションなどを積み上げ、息を吐きながら上体を前に倒す。目を閉じて5〜10分静かに呼吸する。

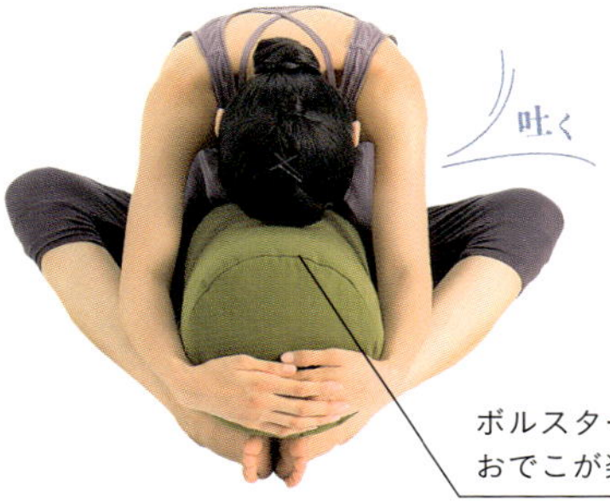
吐く
ボルスターやクッションなどは、おでこが楽につく高さまで積み上げる

用意するもの

- タイマー
- ボルスター

足を高くして、全身を脱力

足をいすに上げるポーズ

足を高くすることで血行を促進し、体内の老廃物を排出します。
むくみが解消し、足の疲れもとれるので、快眠につながります。

用意するもの

- タイマー
- いす
- ブランケット2枚
- アイピロー

1 足をいすにのせて あお向けになる

タイマーを3～5分にセットする。写真のように床といすの上にそれぞれブランケットを置く。あお向けになっていすに足をのせ、首が楽になる高さに丸めたブランケットに頭をのせて、両腕は自然に開く。アイピローをのせて目を閉じ、3～5分静かに呼吸する。

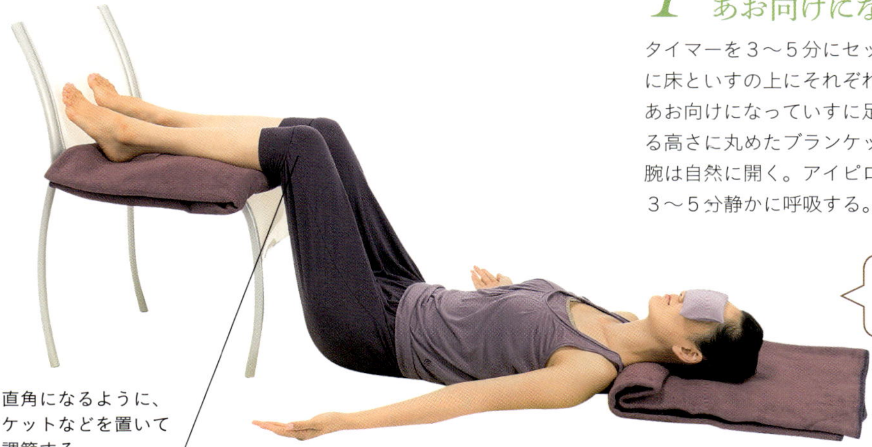

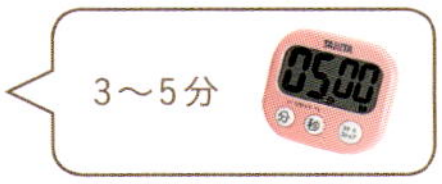

ひざが直角になるように、ブランケットなどを置いて高さを調節する

太陽イメージ呼吸法

イメージしながら行う呼吸法。太陽を足裏から体内に取り込み、呼吸に合わせて移動させていきます。太陽がからだ中の老廃物を焼き尽くしてくれるように、深い呼吸で行いましょう。

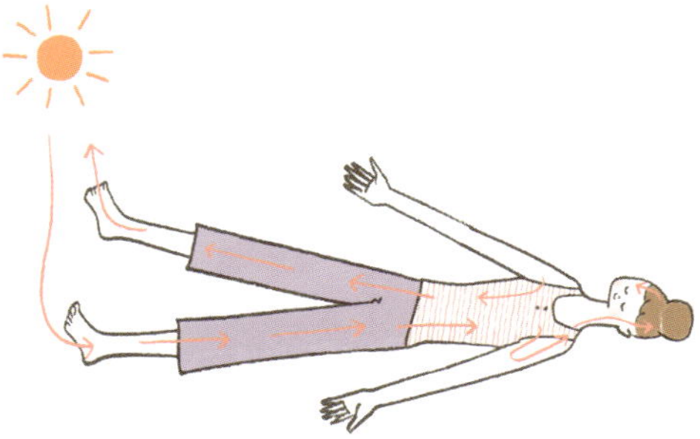

1 左足裏から太陽を取り込み、体内を循環させる

あお向けになり、てのひらは天井に向けて目を閉じる。左足裏に意識を持ち、息を吸うタイミングで左足裏から体内に太陽を取り込むイメージをしたら、太陽を少しずつ移動させる。吐く呼吸で一時停止、再び吸う呼吸で太陽を下半身から上半身に移動させていく。これを繰り返し、左半身のすみずみまで太陽を移動させたら息を軽く止める。

2 太陽を右半身に送り出す

息を吸いながら、太陽を首から頭部へ移動させ、頭部で酸素を入れ替える気持ちで息を吐き、次に息を吸うタイミングで太陽を右半身に送り出す。

3 太陽を右足裏に送り、体外へ出す

呼吸を続けながら、1と同じ要領で、今度は太陽を上半身から下半身に向かって移動させる。最後に右足裏から太陽を体外へ出し、意識をイメージから解放し、自然呼吸に戻してリラックスする。眠りに誘われるまで、数回、繰り返す。

悲しい気持ちになったとき

胸を開いて深く呼吸することは、
気持ちを明るくする効果があります。
呼吸とともに、悲しい気持ちを吐き出してしまいましょう。

ウエストの引き締めにもおすすめ

賢者のねじりのポーズ

左右各3回

**上体をひねることで、腸が刺激され、
便秘解消の効果も期待できます。
ねじったときに、
肩が上がらないように
注意して。**

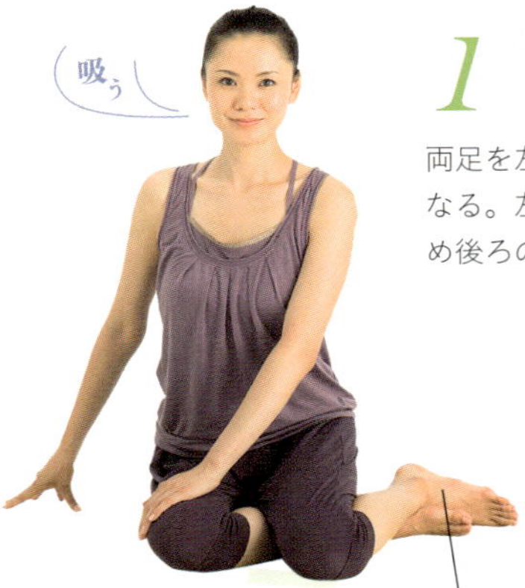

1 横座りになり息を吸う

両足を左側に流して、横座りになる。左手を右ひざ、右手は斜め後ろの床に置き、息を吸う。

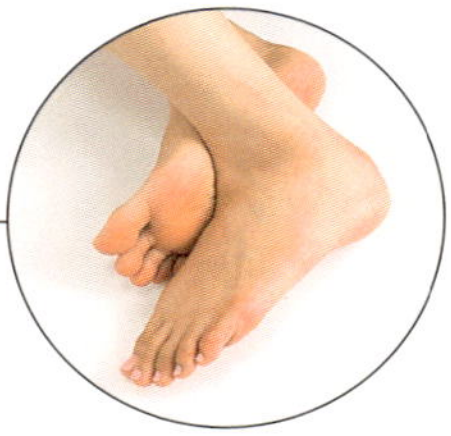

下の足の土踏まずの上に
足首をのせる

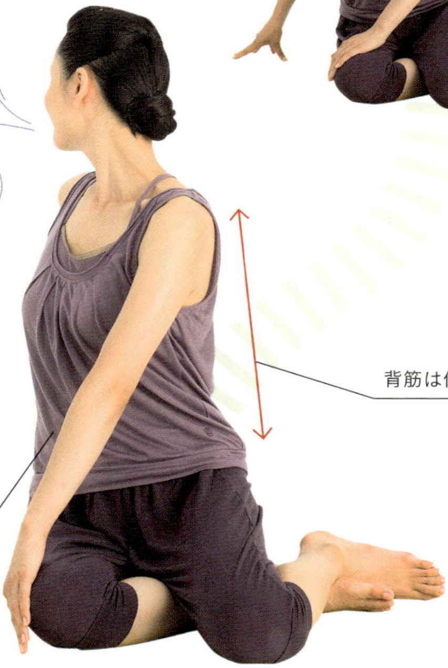

背筋は伸ばす

2 上体をゆっくり後ろにねじる

息を吐きながら、左手で右ひざを押すようにして上体をねじり、胸を開くイメージで5呼吸する。反対側も*1*〜*2*を同様に行う。これを3回繰り返す。

おへそから右回りに
ゆっくりねじる

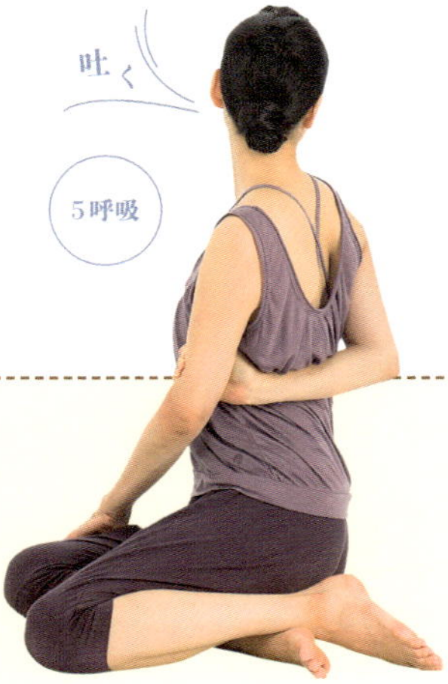

これにもチャレンジ

背中側から手を回して腕をつかむ

*2*のポーズを行うとき、右手で左腕をつかんでねじると、ウエストへの刺激がアップする。

胸を開いて深く呼吸することで、こころが安定

スモールブリッジのポーズ

3回

肩甲骨を引き寄せて、胸をしっかり開きます。バストアップ、ヒップアップの効果もあるので、メリハリボディも期待できます。

1 あお向けになり ひざを立てる

あお向けになり、両足を腰幅に開いてひざを立てる。両腕はてのひらを下にして、からだの横に置く。息を吸う。

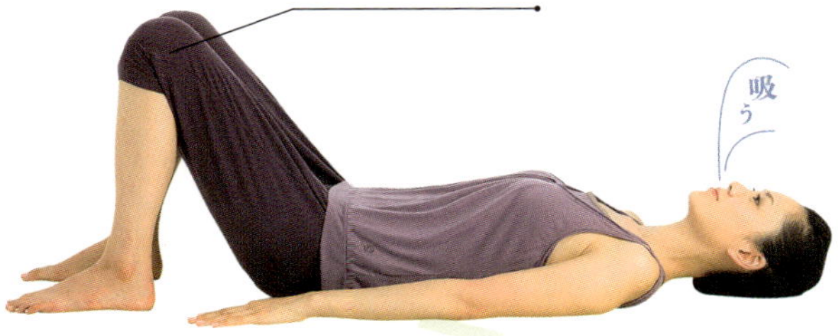
両足は腰幅に開き、
左右平行に立てる
吸う

これもOK

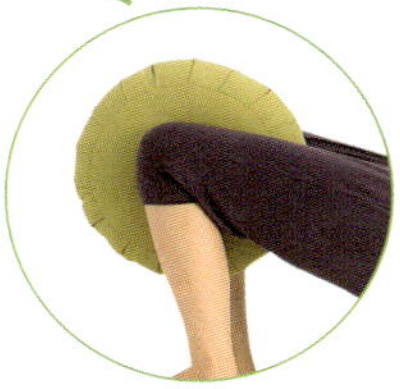

ひざが開いてしまう場合は、クッションを挟む。

2 腰を持ち上げ、肩を背中側に入れる

息を吐きながら腰を上げ、背中の下で両手をつないで肩甲骨を引き寄せ、5呼吸する。*1*〜*2*を3回繰り返す。

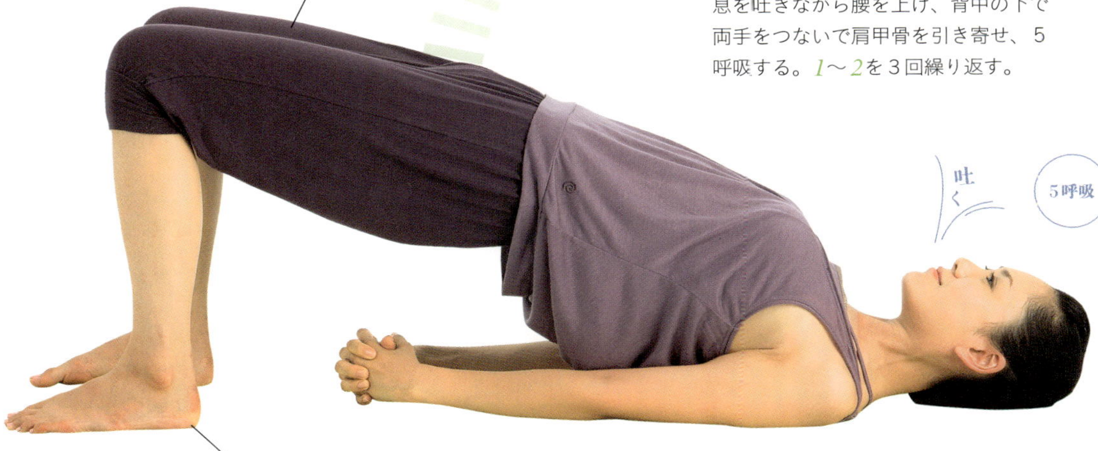
両足は左右平行を保つ
吐く
5呼吸
かかとで床を
しっかり踏み込む

不安に襲われたとき

頭を下に向けるとこころが安定します。
首と肩の力を抜いて背中の伸びを感じ、
リラックスして行いましょう。

むくみも解消し、美肌効果も！

楽な安楽座の前屈のポーズ

上体は無理に倒さず、楽な位置をキープするのがコツ。
クッションを重ねて、気持ちのよい高さを探しましょう。

用意するもの

- タイマー
- クッション
- ボルスター

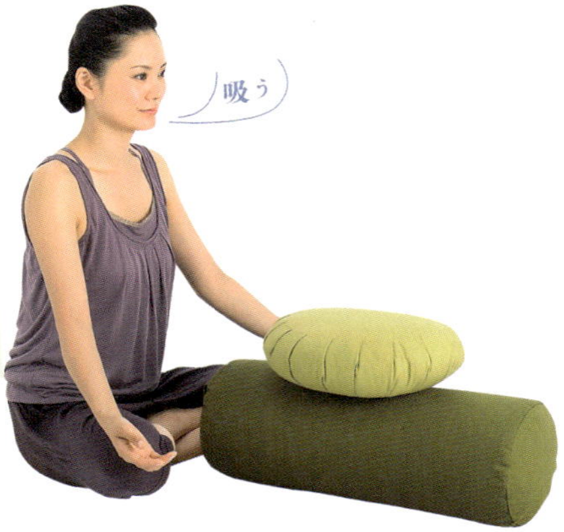

1 安楽座になる

※22ページ「安楽座」参照

タイマーを3～15分にセットする。背筋を伸ばして、両座骨を床につけて座り、ボルスターとクッションをからだの前に置いて息を吸う。

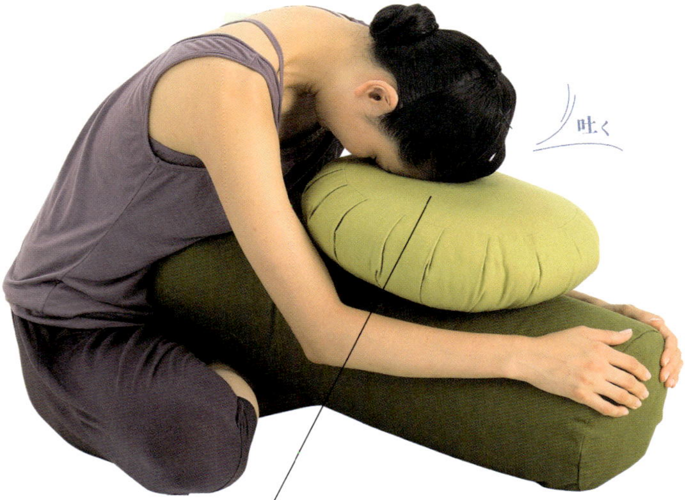

おでこが楽につく高さに
積み上げる

2 もたれかかるように、上体を前に倒す

クッションをのせたボルスターを引き寄せ、息を吐きながら上体を前に倒しておでこをボルスターにのせる。目を閉じて、3～15分静かに呼吸する。

3～15分

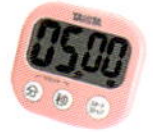

背筋はまっすぐ！がコツ

片足前屈のポーズ

左右各2回

片足を曲げた姿勢で座ることで、
骨盤まわりの緊張がほぐれてリラックス。
背中、背骨が伸びるので自律神経も整います。

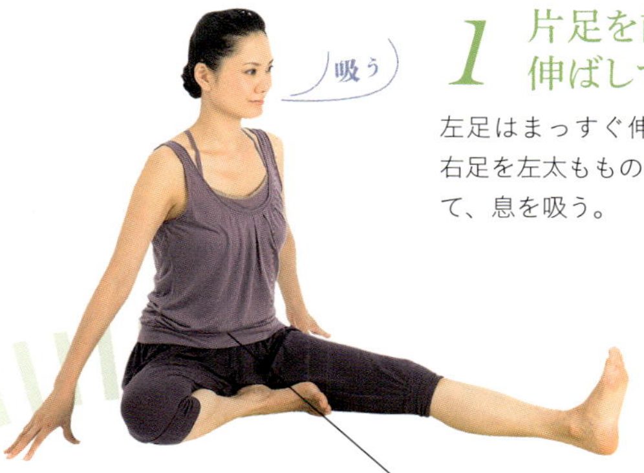

吸う
骨盤を床と垂直に立てる

1 片足を前に伸ばして座る

左足はまっすぐ伸ばして、右足を左太ももの内側に当て、息を吸う。

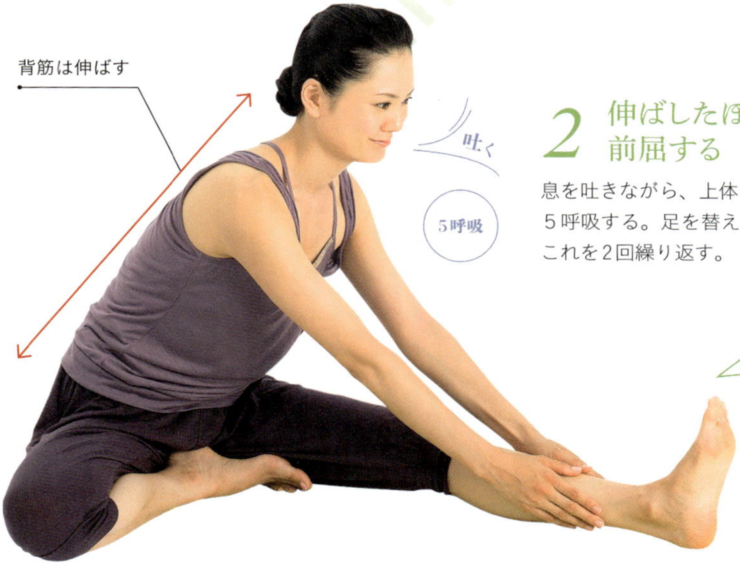

背筋は伸ばす
吐く
5呼吸

2 伸ばしたほうの足にそって前屈する

息を吐きながら、上体を左足に向かって倒し、5呼吸する。足を替えて1〜2を同様に行う。これを2回繰り返す。

これもOK

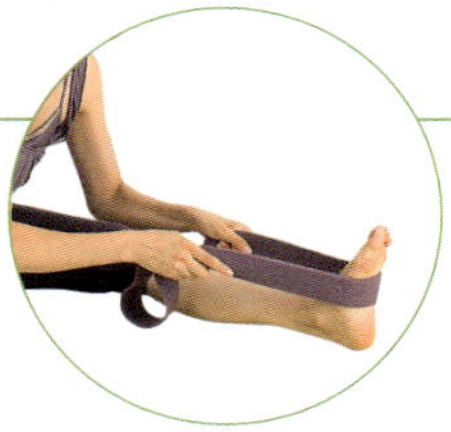

前屈が苦手な場合は、ストラップ（またはタオル）を足裏にかけ、両手で引っ張りながら上体を前に倒す。

試してみたいバリエーション

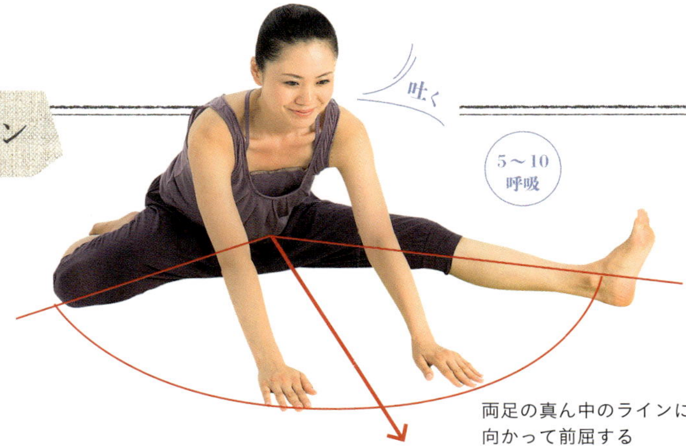

吐く
5〜10呼吸
両足の真ん中のラインに向かって前屈する

片足を後ろに曲げて開脚し、上体を前に倒す

足を開いて座り、右足を後ろに曲げる。息を吐きながら、上体を前に倒して5〜10呼吸する。足を替えて同様に行う。これを2回繰り返す。骨盤調整の効果も。

ひと目でわかる
「子宝ヨガ」index

この本に出てくるヨガのポーズを一覧にしてまとめました。ここでは、妊娠につながる効果以外の、美容や健康への効果についても紹介しています。ぜひチェックしてみましょう。

月経周期別ヨガ

月経期

A1
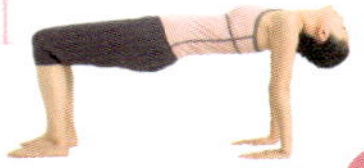
テーブルのポーズ P33
・体軸強化　・ヒップアップ

A2
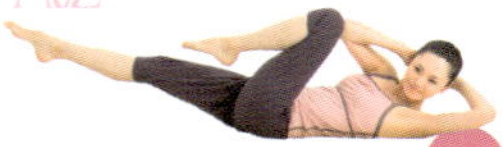
ボートのポーズ P34
・ヒップアップ　・腹筋強化

A3
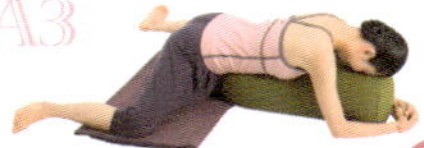
カエルのポーズ P35
・美肌　・むくみ改善

A4
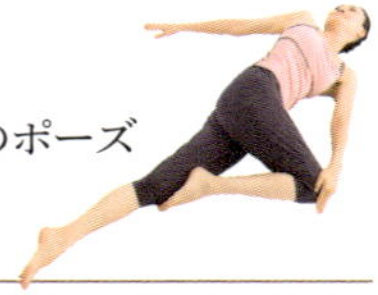
ワニのポーズ P36
・ウエストシェイプ　・便秘解消

B1
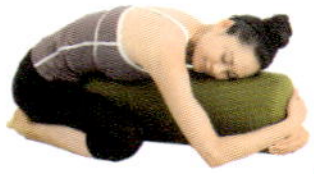
胎児のポーズ P38
・美肌　・腰痛緩和

B2
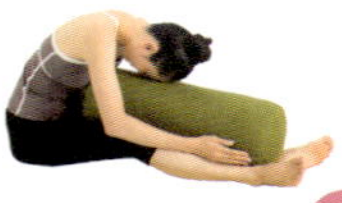
楽な前屈のポーズ P39
・ストレス緩和　・便秘解消

卵胞期

A1
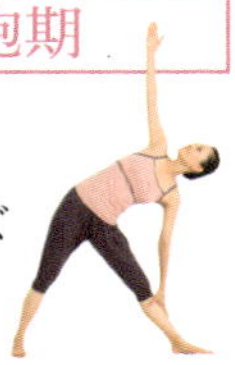
三角のポーズ P43
・ウエストシェイプ　・やる気アップ

A2
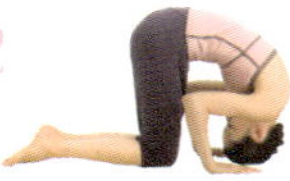
ウサギのポーズ P44
・肩凝り緩和　・眼精疲労改善

A3
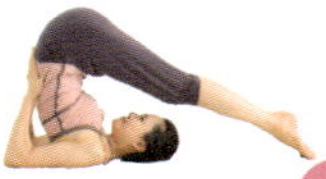
鋤のポーズ P45
・肩凝り緩和　・下半身引き締め

A4
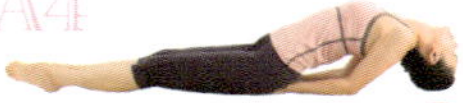
魚のポーズ P46
・バストアップ　・不眠改善

B1
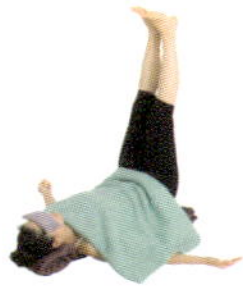
壁に足を上げるポーズ P48
・足の疲労回復　・不眠改善

B2
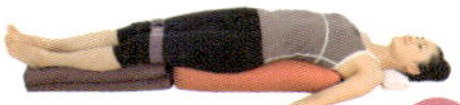
支えのある肩立ちのポーズ P49
・集中力アップ　・むくみ改善

排卵期

A1
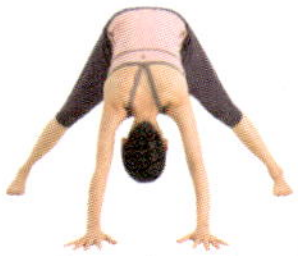
ピラミッドのポーズ P53
・体軸強化　・むくみ改善

A2
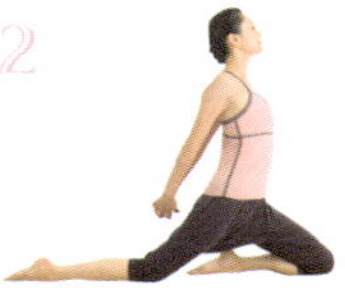
ヒバリのポーズ P54
・下半身引き締め

A3
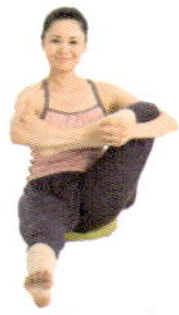
ゆりかごのポーズ P55
・肩凝り緩和　・むくみ改善

B1
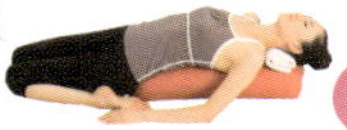
あお向きの英雄のポーズ P56
・ストレス緩和

B2
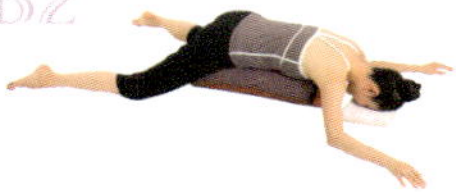
支えのある下向きの犬のポーズ P57
・美肌　・疲労回復

黄体期

A1
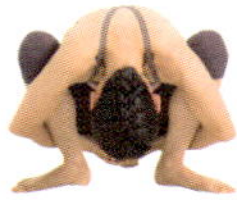
土星のポーズ P61
・むくみ改善

A2
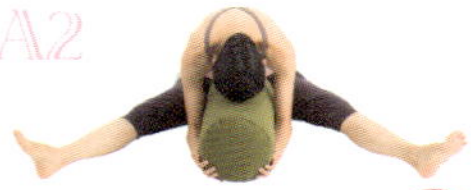
開脚前屈のポーズ P62
・下半身引き締め　・精神安定

A3
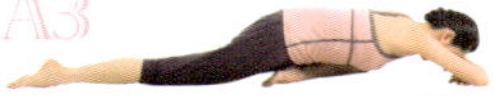
鳩のポーズ P63
・内臓の不調緩和　・むくみ改善

A4
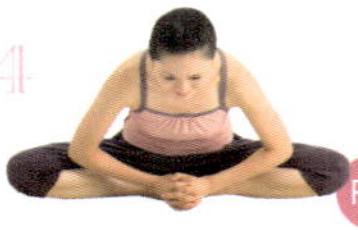
合せきの前屈のポーズ P64
・下半身引き締め　・疲労回復

B1
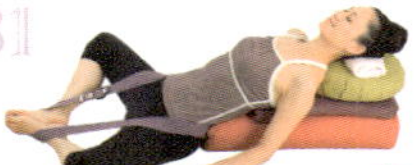
眠る女神のポーズ P66
・精神安定　・美肌

B2
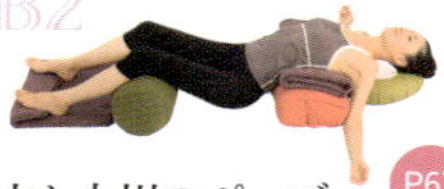
山と小川のポーズ P67
・疲労回復

パートナーヨガ

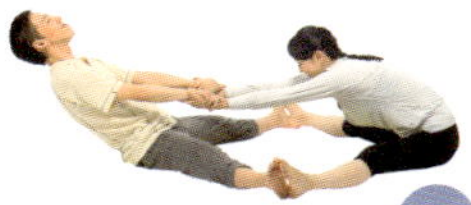

開脚前屈のポーズ P70

・下半身引き締め　・精神安定

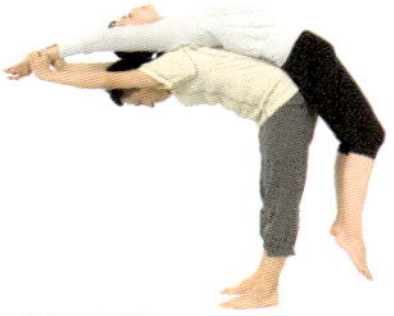

立位腰椎ストレッチのポーズ P71

・内臓の不調緩和　・バストアップ

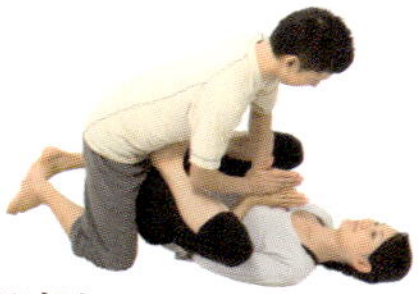

親密なお腹のマッサージ P72

・便秘解消

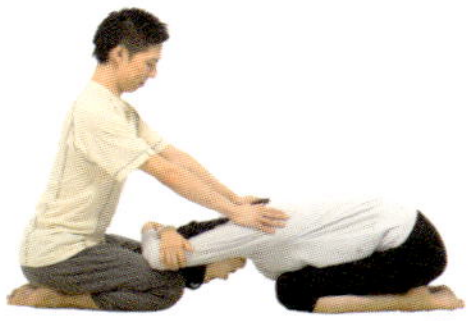

胎児のポーズ P74

・美肌　・疲労回復

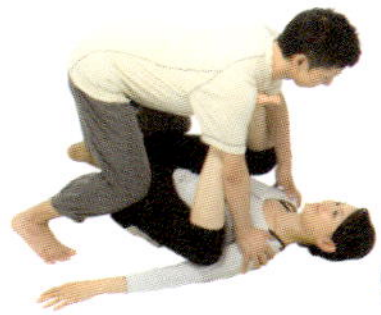

ハッピーベイビーのポーズ P76

・ストレス緩和　・疲労回復

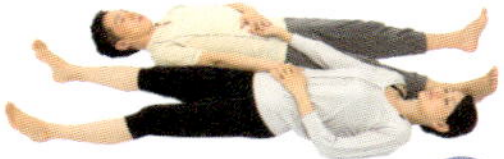

リラックスのポーズ P77

・ストレス緩和　・不眠改善

メンズヨガ

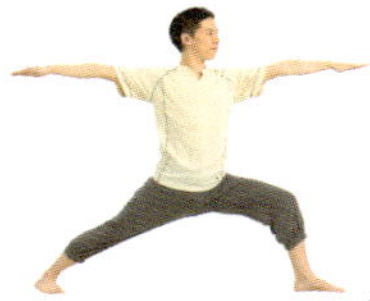

英雄2のポーズ P78

・ウエストシェイプ　・集中力アップ

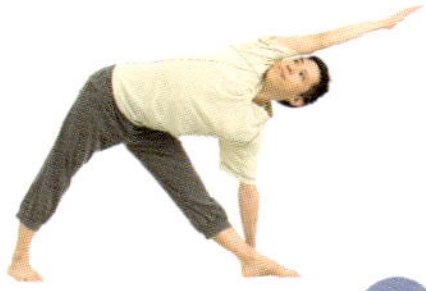

三角のポーズ P79

・下半身引き締め　・眠気解消

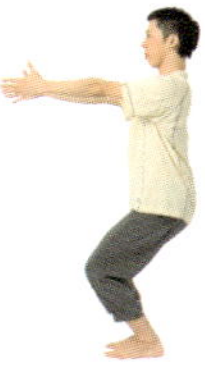

いすのポーズ P80

・下半身引き締め　・疲労回復

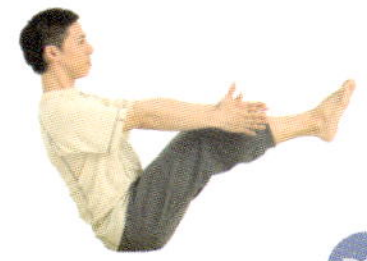

ボートのポーズ P81

・ストレス緩和　・腹筋強化

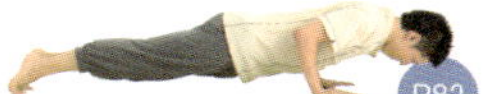

プッシュアップのポーズ P82

・全身強化　・鬱症状の緩和

症状別のヨガ

やる気が出ないとき

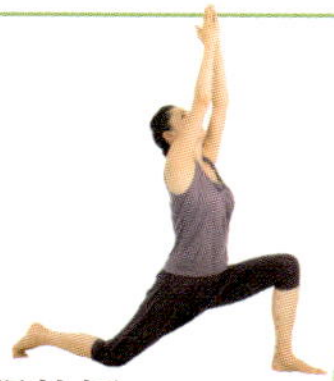

太陽礼拝 P84

・美肌　・便秘解消

イライラするとき

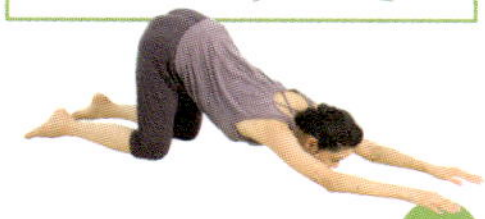

猫の変形のポーズ P86

・肩凝り緩和　・バストアップ

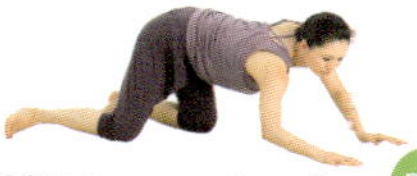

踊るクマのポーズ P87

・内臓の不調緩和

眠れないとき

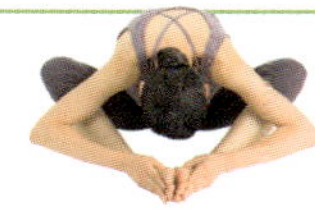

バタフライのポーズ P88

・腰痛緩和　・美肌

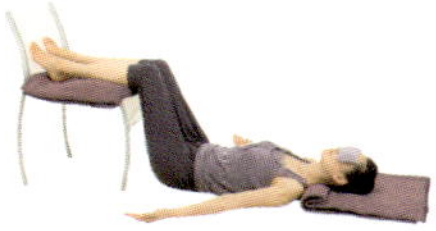

足をいすに上げるポーズ P89

・足の疲労回復　・むくみ改善

悲しい気持ちになったとき

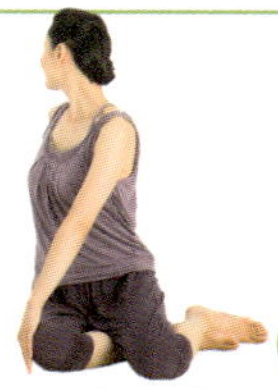

賢者のねじりのポーズ P90

・ウエストシェイプ　・便秘解消

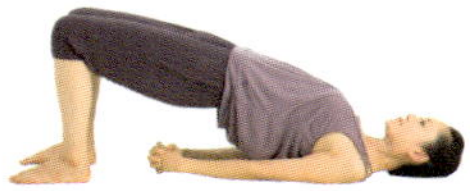

スモールブリッジのポーズ P91

・バストアップ　・ヒップアップ

不安に襲われたとき

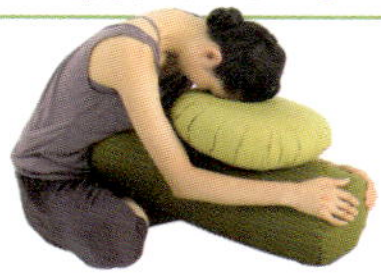

楽な安楽座の前屈のポーズ P92

・美肌　・疲労回復

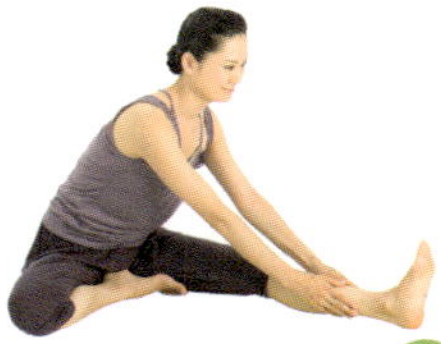

片足前屈のポーズ P93

・背筋強化

+αのお悩み解決ヨガ

月経痛に効くヨガ P37

親指のポーズ

・下半身引き締め　・背中引き締め

かめのポーズ

・背中引き締め　・太ももシェイプ

骨盤調整に効くヨガ P47

牛の顔のポーズ

・肩凝り緩和

骨盤調整前屈のポーズ

・消化不良改善　・むくみ改善

月経前症候群(PMS)に効くヨガ P65

肩立ちのポーズ

・疲労回復

女神のスクワットのポーズ

・下半身引き締め　・体軸強化

●著者紹介

西川尚美（にしかわなおみ）

ヨガインストラクター。2004年よりサンディエゴにてヨガを始める。帰国後、ヨガ指導を開始。2010年より、文京区のyoga-ma（スタジオヨガマ）にて子宝ヨガのクラスを開講、多くの女性を妊娠に導く。

＊現在、スタジオヨガマの「子宝ヨガ」クラスは、別のインストラクターが担当しています。週に4回開催しておりますが、都合により変更する可能性がありますので、事前に下記 yoga-ma（スタジオヨガマ）までお問い合わせください。

yoga-ma（スタジオヨガマ）

〒113-0023　東京都文京区向丘2-8-7
クレスト本郷 B1F
Mail:info@yoga-ma.net
http://yoga-ma.net

＊「子宝ヨガ」はyoga-ma（スタジオヨガマ）の
登録商標です

●監修者紹介

小田原靖（おだわらやすし）

ファティリティクリニック東京 院長。医学博士。東京慈恵会医科大学卒業、同大学院修了。オーストラリアのメルボルン王立産婦人科病院で生殖生物学、顕微授精を研究。日本で初めて顕微授精による妊娠・出産に成功したパイオニアとして知られる。サーフィンが趣味の明るい人柄とあたたかい対応に元気づけられる患者さんも多い。現在、雑誌や講演など、多方面で活躍中。

●取材協力

管理栄養士、健康運動指導士　嶋﨑淳子（p40-p41）
英国ITHMA認定アロマセラピスト　高瀬晴子（p50-p51）

●撮影協力

suria（株式会社インターテック　TEL03-5413-3742）
ヨガワークス　0120-924-145
株式会社タニタ（お客様サービス相談室　0570-099-655）

●Staff

デザイン―大谷孝久（CAVACH）
撮影―小塚恭子（株式会社Y.Kスタジオ）
ヘア&メイク―齊藤節子（株式会社メーキャップルーム）
モデル―Makoto（YOGA PLUS）／瑞穂（シュルー）
イラスト―モリナオミ／小野寺美恵（p7、p9）
企画・編集協力―株式会社スリーシーズン（花澤靖子、藤門杏子）

妊娠体質になる！

子宝ヨガ

2015年1月15日　発行

著　者　西川尚美（スタジオヨガマ）
監修者　小田原靖
発行者　佐藤龍夫
発行所　株式会社大泉書店
〒162-0805　東京都新宿区矢来町27
電話　03-3260-4001（代表）
FAX　03-3260-4074
振替　00140-7-1742
http://www.oizumishoten.co.jp/
印刷・製本　大日本印刷株式会社

ISBN978-4-278-03647-3　C0077　R52